新調理システム対応

給食経営管理論
実習・演習

編著

大原栄二・近江雅代

共著

石川英子・上地加容子・上西　梢・風見公子

関口祐介・成瀬祐子・堀内容子・南　亜紀

建帛社

KENPAKUSHA

はじめに

給食の分野において，管理栄養士・栄養士養成のための栄養学教育モデル・コア・カリキュラム（日本栄養改善学会）では「食べ物をベースとした栄養管理の実践」に位置付けられています。管理栄養士養成課程における給食経営管理論の教育目標は，給食運営や関連の資源を総合的に判断し，栄養面，安全面，経済面全般をマネジメントする能力を養うこととあります。一方，栄養士養成課程における給食と給食運営管理の教育目標は，「給食の意義・役割を理解し，利用者に適切な食事を提供するための給食運営に必要な実践的な知識や技術を学ぶこと」とあります。管理栄養士・栄養士養成課程に共通する部分は「給食運営」であり，管理栄養士・栄養士の業務においても重要な位置を占めています。すなわち，「給食運営」である給食の生産と給食管理業務を習得することによって，給食経営管理論のマネジメントおよび経営管理業務を理解することができます。

給食に関する実習内容は養成校によって異なります。例えば，演習と実習を組み合わせて大量調理を実施し，給食を提供する授業方法や，実習のみで帳票類の作成から大量調理，給食を提供している授業方法など様々な展開で行われています。

そこで，本書では様々な演習と実習の授業体系に柔軟に対応できるように，理論編と実践編に分けた構成としました。理論編では，基本を大切にし，それぞれのサブシステムでどのような帳票が必要であるか，なぜそれが必要か，を理解してもらうために，その作成方法や活用方法を説明しました。また，振り返りも重要であるため，実践編では，評価の方法を重点的に入れました。特に評価は，実習において何を改善すればよいかを見極め，その改善策を自身で考えることで，学生のみなさんが成長できるのではないかと思います。

給食現場においては，最近，人手不足の深刻化により新しい調理法（新調理システム）の導入も進んでいます。そのような背景からも，管理栄養士・栄養士養成校でも新調理システムであるクックチルなどを取り入れた実習も必要になってきています。本書では，例示を用いて，クックチル実習の方法などの説明に加え，一部,，実習作業動画もQRコードにて閲覧できるようになっています。

充実した演習と実習を学び，栄養面を考え，衛生的に給食を提供し，利用者から「おいしかったよ」といわれる給食運営の実現の一助になればありがたいです。

最後に，本書の出版に際し多大な尽力と配慮をいただきました株式会社建帛社の皆様に深く感謝申し上げます。

2025 年 3 月

編著者　大 原 栄 二
　　　　近 江 雅 代

もくじ

第Ⅰ部 理論編

第Ⅱ部　実　践　編

帳票一覧

「帳票ダウンロードについて」
帳票一覧に記載の帳票は，建帛社ホームページ「給食経営管理論実習・演習」関連資料“帳票”または下記 URL よりダウンロードできます。
https://www.kenpakusha.co.jp/data/docs1/009522-01.zip【パスワード：tyouhyo】

第Ⅰ部

理論編

第1章 実習の目的と方法

1．目的・意義・心得

(1) 大量調理の目的と意義

給食経営管理論実習は，管理栄養士養成課程における「専門分野」に位置づけられ，「給食経営管理論」の実習科目である。給食における「栄養管理」と「経営管理」の理論に基づき，実際の現場で展開・運用される内容を体験的に実習する。また，栄養士養成課程においては「給食の運営」に位置しており，給食業務を行うために必要な技術を修得する。

給食施設における栄養・食事管理〔栄養基準量に基づいた献立作成〕から，食材料管理〔発注・検収〕，品質・生産管理〔大量調理〕，そして，検食・残食調査などによる評価に至る一連の栄養・食事管理の実際を体得する。また，大量調理を通して，食品の安全・安心を基盤としたヒト・食材料・施設の衛生管理について，危害分析重要管理点（Hazard Analysis and Critical Control Point；HACCP）による管理の実際を体験的に学習する。大量調理後にはそれぞれのサブシステムにおいて，実施献立に関する種々の帳票による事務管理を行い，PDCA に基づく計画・実施・検証・改善を確実に行う。また，栄養管理・経営管理の両立を図り，給食の目的を達成していることを理解する。給食の生産に関与する「実働作業システム」と円滑に機能させる「支援システム」の 2 つのサブシステムを活用しながらトータルシステムとしての一連の流れを体得することが目的である。

本実習では臨地・校外実習に先立ち，学内において，具体的かつ持続可能な給食マネジメント方法など，給食経営管理に関する基本的事項を体得し，大量調理に関する理解を深める。

(2) 心　　得

本実習を通して，給食施設における良質かつ安全な栄養・食事管理を実現するために，管理栄養士・栄養士に必要な大量調理を中心とした給食経営管理のスキルを養育し，その使命を身につける。

○実習はグループワークを中心として各自が考え，積極的かつ協力的に取り組む形式とする。実習形式の一例として，毎回の実習は「調理班」「演習班」に分かれて実施し，班ごとに作業内容が異なるため，学生それぞれが強い責任感をもったうえで実習に臨む。

○調理班では，限られた給食従事者の人数と時間の中で 100 食以上の給食を決められた時間内において，もっともよい品質で提供するために，時には，臨機応変に対応する必要性があることを認識する。

○演習班では，調理担当前の，栄養・食事管理，食材料管理，担当後の帳票類の整理および評価を行う。そのため，全実習回を通して，これまでに学んだ知識が給食施設ではどのように応用・展開されるのかを体験し，理論と実践の統合を図る。さらに，自身に不足している知識や技術を明確にし，学外実習に向けた課題として改善する。

次に，給食経営管理を体得するための実践活動について，本実習は学生主体で行うものである。いずれの担当作業を行う場合にも，学生同士の協力体制と教員との連携が必須であり，良好な人間関係を保てるように常に心がける。

○連絡を密に取りながら，担当した作業は最後まで責任をもって取り組む。また，準備状況などについては必ず情報を共有し，挨拶や返事の励行に努める。

○原則として，遅刻・早退・欠席は認めない。ただし，やむを得ない場合は，必ず事前に教員および同じ作業を担当する学生に事情を説明し，相談する。

○衛生上の注意点は，給食従事者としての自覚をもち衛生的な生活環境を確保する。

- 日頃から，手洗いの励行，加熱食品の摂取などを心がけ，自らが食品汚染の原因にならないよう努める。
- 常に体調管理に留意し，体調不良時は始業前に必ず教員に申し出て，調理作業に従事しない。特に，下痢や腹痛，嘔吐，発熱などの場合は直ちに医療機関を受診する。原因疾患を特定し，必ず検便結果の「陰性」をもって調理業務に復帰する。
- 始業前の健康状態の確認の際，手指に化膿創のある場合は，使い捨て手袋の着用の有無にかかわらず食材料を扱わない。
- 給食施設に入る際は，清潔な作業衣，マスク，帽子の着用と常に清潔な身だしなみを心がけ，アクセサリー類はすべてはずす。
- トイレの際は，外衣，帽子，履物は脱ぎ，絶対に着用したまま入らない。

2. 実習の進め方・授業回数と役割分担

(1) 実習の進め方と授業回数

管理栄養士学校指定規則では，給食経営管理論実習は学内実習として1単位以上，栄養士法施行規則において，給食の運営は同じく1単位以上行うことになっている。さらに，各養成施設において，教育課程編成・実施の方針（カリキュラム・ポリシー）が定められているため，実習回数や1回の実習時間数が異なる。

① 1回3時間 × 12～15回（表1-1）　　② 1回6時間 × 7～8回（表1-2）

毎回の実習は「調理班」と「演習班」に分かれて取り組む。

調理班 担当：管理栄養士・栄養士（リーダー），給食従事者①（サブ：調理），
給食従事者②（サブ：下処理・洗浄）

演習班 担当：調理を担当する前の事前準備，リーダー担当後の事務演習および評価

実習を通して，管理栄養士・栄養士・調理従事者などの役割をすべて体験することにより，それぞれの立場における作業内容や位置づけを理解することができる。

(2) 役割分担

表1-3は表1-1の実習計画例を参考に，各班の役割と時間配分例を示している。1回6時間の実習計画の場合，1回の授業で複数の役割を担当することが可能となる。調理班については，必ず反省会を実施し，今後の課題や改善点を明確にして次回に活かす。

表 1-1　実習計画例（① 1 回 3 時間 × 12 ～ 15 回の場合）

回数	1 班	2 班	3 班	4 班	5 班	6 班
1	オリエンテーション・本実習についての説明（目的・意義・心得・実習計画・進め方など），実習施設・機器の説明					
	発注・調味料カード	献立作成	献立作成	献立作成	献立作成	献立作成
2	リーダー 【ごはん・和食】	サブ（調理）	サブ（下処理・洗浄）	発注・調味料カード	作業指示書・フロア	アンケート・衛生管理 一口メモ
3	事務演習①（手計算）	アンケート・衛生管理	一口メモ・フロア	リーダー 【ごはん・洋食】	サブ（調理）	サブ（下処理・洗浄）
4	事務演習②（パソコン）	発注・調味料カード	作業指示書	事務演習①（手計算）	アンケート	一口メモ
5	サブ（下処理・洗浄）	リーダー【めん・中華】	サブ（調理）	事務演習②（パソコン） アンケート・衛生管理	発注・調味料カード	作業指示書 一口メモ・フロア
6	一口メモ・フロア	事務演習①（手計算）	アンケート・衛生管理	サブ（下処理・洗浄）	リーダー【めん・和食】	サブ（調理）
7	作業指示書	事務演習②（パソコン）	発注・調味料カード	一口メモ	事務演習①（手計算）	アンケート
8	サブ（調理）	サブ（下処理・洗浄）	リーダー 【ごはん・中華】	作業指示書 一口メモ・フロア	事務演習②（パソコン） アンケート・衛生管理	発注・調味料カード
9	アンケート・衛生管理	一口メモ・フロア	事務演習①（手計算）	サブ（調理）	サブ（下処理・洗浄）	リーダー 【ごはん・洋食】
10	発注・調味料カード	作業指示書	事務演習②（パソコン）	アンケート	一口メモ	事務演習①（手計算）
11	リーダー【パン・洋食】 ★複数献立★	サブ（調理）	サブ（下処理・洗浄）	発注・調味料カード 作業指示書	アンケート・衛生管理 一口メモ・フロア	事務演習②（パソコン）
12	事務演習①（手計算）	事務演習②（パソコン）	衛生管理・フロア	リーダー【ごはん・和食】 ★複数献立★	サブ（調理）	サブ（下処理・洗浄）
13	サブシステムの評価，実習全体の総合評価，臨地実習へ応用・展開・連携　（まとめ）					

※　：調理班，　：演習班　　※授業回数の調整は，第 1 回（オリエンテーション）と第 13 回（まとめ）の回数で可能

※第 11 回・第 12 回の★複数献立★は，主菜を 2 種類提供して利用者が選択する

表 1-2　実習計画例（②1回6時間 × 7～8回の場合）

回数	1班	2班	3班	4班	5班	6班
1	オリエンテーション・本実習についての説明（目的・意義・心得・実習計画・進め方など），実習施設・機器の説明					
	発注・調味料カード	作業指示書	アンケート・一口メモ	献立作成	献立作成	献立作成
2	リーダー【ごはん・和食】 事務演習①（手計算）	サブ（調理）	サブ（下処理・洗浄）	発注・調味料カード 作業指示書	一口メモ・フロア	アンケート・衛生管理
3	事務演習②（パソコン）	発注・調味料カード 作業指示書	アンケート・衛生管理 一口メモ・フロア	リーダー【ごはん・洋食】 事務演習①（手計算）	サブ（調理）	サブ（下処理・洗浄）
4	サブ（下処理・洗浄）	リーダー【めん・中華】 事務演習①（手計算）	サブ（調理） 献立作成	事務演習②（パソコン）	発注・調味料カード 作業指示書	アンケート・衛生管理 一口メモ・フロア
5	アンケート・衛生管理 一口メモ・フロア	事務演習②（パソコン）	発注・調味料カード 作業指示書	サブ（下処理・洗浄）	リーダー【めん・和食】 事務演習①（手計算）	サブ（調理）
6	サブ（調理）	サブ（下処理・洗浄）	リーダー【ごはん・中華】 ★複数献立★ 事務演習①（手計算）	アンケート・衛生管理 一口メモ・フロア	事務演習②（パソコン）	発注・調味料カード 作業指示書
7	帳票整理	フロア 帳票整理	事務演習②（パソコン）	サブ（調理） 事務演習②（パソコン）	サブ（下処理・洗浄）	リーダー【ごはん・洋食】 ★複数献立★ 事務演習①（手計算）
8	サブシステムの評価，実習全体の総合評価，臨地実習へ応用・展開・連携　（まとめ）					

※（灰色）：調理班，（白）：演習班
※授業回数の調整は，第1回（オリエンテーション）と第8回（まとめ）の回数で可能
※第6回・第7回の★複数献立★は，主菜を2種類提供し，利用者が選択

表 1-3　班ごとの役割と時間配分（例）

担当班	演習班		調理班	演習班			
時間	アンケート 衛生管理	発注・調味料カード 【次回リーダー】	リーダー1・サブ2	事務演習①（手計算） 【前回リーダー】	事務演習② （パソコン）	一口メモ フロア	作業指示書
前日準備	●アンケートの原案を作成	●次回献立・作業指示書の教員チェック完了 ●献立の栄養量を再確認	《リーダー》 ●食材料の検収 ●保存食（食材料） ●作業指示書の確認 ●調味料の計量 ●食器の選択	●前回の献立訂正などを整理		●一口メモ（ppt）を作成するための資料を準備	
8：30			サブ（下処理）集合				
8：45			リーダーとサブ（調理）集合				
9：00	●次回献立のアンケートを Forms で作成 ●施設内衛生管理 （9：00・10：30・12：00） ☛・各調理室の温度･湿度 ・冷・温蔵庫の温度 ・水質検査 ●リーダー時の予定献立表を完成 ☛教員チェック完了	●発注表(1)(2)を完成（手計算） ●次回献立の作業指示書を作成班に指示 ●調味料カードを作成し，ダブルチェック ●食材料の発注	《リーダー》 ●中心温度 ●保冷設備への搬入 ●調理終了時刻 ●保存食（調理済） ●盛付け重量（1食分） 《サブ（調理）》 ●リーダーの指示に従い，非汚染作業区域で調理 《サブ（下処理）》 ●汚染作業区域での食材料の下処理・実習室清掃	●前回献立に関する事務演習（手計算） ☛・（それぞれに）実施献立表 ・栄養出納表 ・日計表（納品伝票） ・金銭出納表	●前回献立に関する事務演習（パソコン） ●アンケート集計 ●調味パーセント ● ABC 分析	●次回献立の一口メモを4種作成（ppt） ☛栄養成分など ●フロアを整備 ☛・（それぞれに） カウンターの準備 ・テーブル清掃 ・消毒 ・ポットの設置	●次回リーダーの指示を受け，作業指示書を作成
10：30	【検食】	【検食】	【検食】※提供①	【検食】	【検食】	【検食】	【検食】
11：30	●アンケート Forms を提出	●次回献立の打合せ ☛調理班で作業指示書の共有 ●発注表・調味料カードを提出	《リーダー・サブ（調理）》 ●提供②の準備 《サブ（洗浄）》 ●食器洗浄	●帳票を提出	●次回献立の打合せ ☛調理班で作業指示書の共有 ●帳票を提出	●一口メモを提出 ●提供②のフロア準備	●次回献立の打合せ ☛調理班で作業指示書の共有 ●作業指示書を提出
12：00 13：00			※提供② 《リーダー》 ●残菜量 ● ATP ふき取り検査 ●点検表・検食簿 《サブ（調理）》 ●実習室清掃			●提供②の出欠確認 ●フロア清掃	

※ 10：30 提供① → 1 回目の給食提供【60 食】，12：00 提供② → 2 回目の給食提供【60 食】
※ 1 回 6 時間 × 7 ～ 8 回の実習の場合，2 回目の給食提供後，別役割を担当

第 2 章
従来型調理システムと新調理システム

本章では，従来型調理システムであるクックサーブと，新調理システムであるクックチル，ニュークックチル，クックフリーズ，真空調理について説明する。

1. 少量調理と大量調理の違い

大量調理では，調理従事者や施設・設備，食材料などを効率的に活用し，標準化された技術が必要である。すなわち，大量の食材料を使用し，一定時間内に栄養面，衛生面が管理された料理を提供することである。表 2-1 に少量調理と大量調理の違いについて示す。この違いを理解することが重要である。

表 2-1　大量調理と少量調理の違い（一例）

	大量調理	少量調理
衛生管理	大量調理施設衛生管理マニュアルを基準に HACCP の概念に基づき実施	家庭でできる食中毒予防に基づき実施
調理作業	各作業が区域によって分けられている	作業の区域は分けていない
加熱時間	少量調理より時間は長い	料理・調理法によるが比較的短い
作業動線	長い	短い
余　　熱	大きい	小さい

2. クックサーブ

従来型の調理法であり，食材料を加熱・冷却などの調理を行った後，器に盛付けて提供する。同一施設内で調理から提供までを連動して行う。流れは，食材料を検収後，下処理，加熱調理などを行い，できあがった料理は，すぐに盛付けて提供するか，提供時間が 30 分を超える場合は保温・保冷を行い，提供時間にあわせて盛付けを完了させる。

加熱温度は，**中心温度 75 ℃ 1 分間以上**（二枚貝などノロウイルス汚染のおそれのある食材料は 85 ～ 90 ℃で 90 秒間以上）である。

食材料を加熱調理後に冷却する場合は，**30 分以内に中心温度を 20 ℃付近**（または **60 分以内に中心温度を 10 ℃付近**）まで下げなければならない。

メリットは，下処理から盛付け・提供までの調理工程がシンプルで，仕込みや調理を厨房ですべて行うため，自由度や柔軟性が高いことである。

デメリットは，特定時間帯の作業量が多く，多数の人員が必要となる。また，調理従事者によって仕上がりや味にばらつきがでやすく，衛生管理面のリスクが高い。

(1) 調理工程と HACCP

特定給食施設においては，HACCP の考え方を取り入れた衛生管理が重要である。まず，調理工程の計画において，重要管理点（critical control point；CCP）の設定を検討する。調理過程における重要管理点（CCP）を示し，重要管理事項について管理基準（critical limit；CL）を設定し，点検・記録を行うとともに改善が必要な場合は改善措置を講じる。

調理作業指示書や作業工程の作成時には，表 2-2 を参考に組み立てるとよい。計画時に，各作業区域で想定される危害の発生や食中毒菌の増加について把握し，どのように危害を防止するかを考える。その際，誰が，いつ，どこで，どの基準で作業を行い，実施するかを検討する。検討内容を調理作業指示書に記載，または，検討内容について別紙に一覧表を作成することで，食品の安全衛生にかかわる危害の発生を未然に防止できる。

表 2-2　調理工程と HACCP の危害分析・重要管理点

作業区域	作業内容	想定される危害（HA）	重要管理点（CCP）	管理基準（CL）の設定と監視	改善措置
汚染作業区域	食材料購入 納品 検収	食材料の腐敗や汚染 異物混入 業者から配送される容器を介しての汚染	配送時の湿度管理 検収作業 食材料を容器に入れ替え	配送時の温度管理 食材料の検収基準・品温測定 業者の選定 使用食材の選定 食材料を容器に入れ替え	返品，廃棄 業者への指導 契約内容の見直し
	食材料保管 入出庫 庫内整理 庫内整頓	細菌増殖 品質劣化や腐敗	保管温度の管理 保管期限の管理 保管容器と場所の区分化 害虫の侵入防止措置	食材料を専用容器へ入れ替え 野菜・果物類 10 ℃以下， 生鮮魚介類 5 ℃以下， 殻付き卵 10 ℃以下， 冷凍食品－ 15 ℃以下で保管	廃棄 温度調整 保管設備の整備
	下調理 洗浄 消毒 切さい(切る) 浸漬 成形	汚染物質の残存 異物混入 二次汚染（手指） 二次汚染（機器・器具など）	調理区分の明確化 器具類の区分と清潔 食材料別の洗浄・消毒 手指の清潔保持	必要に応じて使い捨て手袋着用 水質検査：遊離残留塩素 0.1 mg/L 以上，衛生害虫，異物混入，腐敗，異臭などを確認 洗浄：野菜・果物類は，シンクで流水 3 回以上洗い，次亜塩素酸ナトリウム溶液などで殺菌，すすぎを行い二次汚染防止 肉類，魚介類は，専用まな板・包丁を用いて二次汚染防止 食材料の保存：調理まで 30 分以上要する場合は 5 ℃または 10 ℃以下で冷蔵保存	再洗浄 再消毒 手指のチェック 設備の見直し
	解凍	細菌の残存・増殖 品質劣化 混合による相互汚染	解凍区分の明確化	食材料別解凍方法（温度，時間）の基準 解凍後の保管方法	廃棄 再解凍 解凍方法の見直し
準清潔作業区域	加熱調理 蒸す，煮る，ゆでる，焼く，炒める，揚げる，炊飯 和える 汁物	細菌の残存 加熱後の手，容器よる汚染 不良食材料の混入 品質劣化	調理別温度・時間の設定 品温測定，官能検査 手の清潔保持 器具の清潔保持 油などの鮮度チェック	揚げる，焼く，炒める，煮る，ゆでる，各中心温度 75 ℃，1 分以上（85 ～ 90 ℃，90 秒以上）加熱 揚げ油の品質確認(酸価の測定など) 加熱後，消毒済み器具の使用	廃棄 再加熱方法の見直し 調理作業指示書の見直し
	冷菜調理 サラダ 和え物 汁物	細菌の残存・増殖 手，容器による汚染 混合による汚染 落下細菌	時間・温度の設定 調理後の保管方法 器具類の清潔保持 手の清潔保持 落下細菌の防止	手指の洗浄，消毒，使い捨て手袋，マスクの着用 消毒済み専用器具の使用 二次汚染防止 冷却工程は 30 分以内に 20 ℃付近，60 分以内に 10 ℃付近まで冷却	廃棄 再冷却方法の見直し 調理作業指示書の見直し
清潔作業区域	保管 保温 保冷	細菌の増殖，腐敗 器具による汚染 保管中の品質劣化	保管場所と方法 保管温度と時間 手指の清潔保持 器具の清潔保持	調理終了後 30 分以上要する場合： 冷菜は 10 ℃以下，加熱調理品は 65 ℃以上で保管し，2 時間以内に提供	廃棄 機器の温度の再設定方法の見直し
	盛付け 配膳	細菌の残存・増殖 落下細菌による汚染 手指，器具，食器類による汚染 異物混入（毛髪など） 配膳車などの汚染	温度・時間の設定 落下細菌の防止 手指の清潔保持 食器・容器の清潔保持 帽子・マスク類の着用 手袋の着用 配膳車の洗浄消毒	手指の洗浄 消毒使い捨て手袋，マスク着用 消毒済み盛付け機器・器具の使用 10 ℃以下，2 時間以内の喫食 (室温なら 30 分以内) 65 ℃以上，2 時間以内の喫食 (室温なら 30 分以内)	時間短縮 機器の温度の再設定方法の見直し

出典）殿塚婦美子：改訂新版　大量調理─品質管理と調理の実際─，学建書院，p.7，2020. を一部改変

(2) クックサーブ実習の運営方法

作業確認のため下記作業終了後，□に☑を入れると進行状況が把握できる。

●Plan（計画）

□演習 1・2

給与栄養目標量と
献立作成基準設定の作成

□演習 3

期間献立を作成

□計画 1

期間献立の中から 1 食分を選択

□計画 1

予定食材料費を計算し，
予算の範囲内であるか確認

□計画 2

予定献立表の栄養価計算

□演習 4

食材料発注量と重量変化率の
計算演習

□計画 1

食材料発注の計算

□計画 3

食材料を発注業者別に分類し集計

□計画 4

業者別の発注伝票を作成

□計画 5

調理作業指示書を作成

□計画 6

作業工程表を作成

□栄養教育媒体や食堂設定，アンケート用紙を必要に応じて作成

□実習班での情報共有・打ち合わせ

●Do（実施）（第 4 章参考）

□実習前の確認

実施すべての帳票類の記載項目にもれがないか再確認

□実習後に確認

実施すべての帳票類の記載項目にもれがないか再確認

フローチャート

Plan（計画）

演習

給与栄養目標量の設定から献立作成・栄養価計算
演習 1 給食の設定と給与栄養目標量の設定
演習 2 献立作成基準表の作成
演習 3 期間献立の作成
計画 1 クックサーブの献立作成
計画 1 予定食材料費を計算し，予算の範囲内であるか確認
計画 2 予定献立表の栄養価計算
↓
食材料の発注作業
演習 4 食材料発注量と重量変化率の計算演習
計画 1 食材料発注計算
計画 3 発注集計表
計画 4 食材料発注伝票
↓
調理作業指示書と作業工程表の作成
計画 5 調理作業指示書作成
計画 6 作業工程表作成
↓
アンケートなどの作成と食堂設計
栄養教育媒体作成
食堂設定（食堂配置，下膳指示など）
アンケート作成

⇩

Do（実施）　（実習中に使用する帳票は計画○・実施○を表示）

実習

個人衛生・環境衛生チェックと検収
衛生検査 実施 1 個人衛生管理表
実施 2 ATP ふき取り検査，フードスタンプ法記録表
検　収 実施 4 環境衛生検査
実施 3 検収および保管時の記録表
↓
下処理室の作業～盛付け作業
下処理 実施 3 廃棄率調査票
調　理 実施 4 調味パーセントの確認
実施 5 加熱調理などの温度測定
盛付け 実施 6 できあがり重量測定
↓
インシデントとアクシデント対策
↓
検　食 実施 7 検食の実施（検査簿）
食堂準備
↓
食事の提供
提　供 供食・栄養教育・アンケート実施
↓
洗浄と実習室の清掃
洗浄 実施 6 残菜重量測定
実施 8 食器洗浄テストと評価
清掃 実施 9-1・9-2 実習施設などの点検表

⇩

●Check（検証）・Act（改善・対策）

□計画１，調理作業指示書，作業工程表において，実習中に食材料や調理作業などの追加や削除があったところは赤で修正しているか

□食材料や調味料の修正がある場合は，修正後の食材料重量を用いて栄養価計算を再計算する

□評価１

修正内容を基に実施献立表を作成

□評価２

食材料費日計表と在庫食品の計算

□評価３

各サブシステムの評価を記入

⇩

Check（検証）・Act（改善・対策）

演習	**評価：調理作業指示書，作業計画表を赤で修正**
	評価１ 実施献立表の作成 評価２ 食材料費日計表・在庫食品受払簿の作成 評価３ 各サブシステムの評価，アンケート集計 など ↓ 改善・対策：サブシステムの評価を参考に改善する点を把握し，どのように改善すればよいかを発表する

●最後に振り返りの発表を行う

3. 新調理システム

クックサーブは加熱調理終了後，速やかに提供しなければ食中毒菌の増殖によって食中毒が発生する可能性がある。一方，新調理システムでは，加熱調理後に急速冷却することで食中毒菌の発育至適温度帯を短時間で通過し，細菌が増殖しにくい温度帯である冷蔵（3 ℃以下）・冷凍（− 18 ℃以下）で保存する。冷蔵・冷凍保存は調理作業を一時的に停止でき，また，提供前に作業を再開するため，調理と提供を分けた作業が可能となる。

ここでは，クックチル，ニュークックチル，クックフリーズ，真空調理について解説する。

(1) クックチル

クックチルは，食材料を下処理して加熱調理した料理を急速冷却し，**チルド状態（0〜3 ℃）**〔ブラストチラー方式の場合〕で保存・配送した後，提供前に**再加熱**を行い，器に盛付けて提供する。調理の流れは，「下処理→加熱調理→急速冷却→**チルド保存**・配送→再加熱→盛付け→提供」の順である。

加熱温度は，中心温度 75 ℃ 1 分間以上（二枚貝などノロウイルス汚染のおそれのある食材料は 85 〜 90 ℃ 90 秒間以上）である。加熱調理後の冷却方法は，**ブラストチラー方式**（**強制冷風**）と**タンブルチラー方式**（**冷水冷却**）の 2 種類があり，ブラストチラー方式が主流である。ブラストチラー方式は，加熱調理終了後 30 分以内に冷却を開始し，90 分以内に 0 〜 3 ℃まで冷却，3 ℃以下でチルド保存する。なお，ブラストチラー方式の消費期限は，3 ℃以下においても増殖する食中毒菌が存在しているため，製造日を含め 5 日間である。タンブルチラー方式は，固体と液体の食品で使用機器や冷却方法が異なるが，加熱調理後の冷却時間や温度は同じである。加熱調理後，60 分以内に中心温度を 0 〜 3 ℃まで冷却し，− 1 〜 3 ℃[1)〜4)] で保存する。保存期間は 30 〜 45 日程度 [1),2)] である。

メリットは，味の均一化や歩留まりの向上，冷蔵保存が可能であり，計画生産による作

業の標準化と労働生産性の向上が見込め，生産工程のマニュアル化による衛生管理や品質管理の徹底および向上が図れる。さらに，調理工程のマニュアル化により，効率的な人員計画が立てやすく，労働環境の改善と人件費の削減が可能である。また，食材料の大量購入は，計画を立て安全性のある購入が可能となり，人件費，食材料費を含めトータルコストの削減ができる。

デメリットは，調理食品を冷却・（再）加熱するための専用機器を設置する場所や，調理済み食品をチルド保存するための機器や場所が必要となることである。また，クックチルに不向きな献立があるため，献立がマンネリ化する可能性もあげられる。

○クックチルのルール（参考）

多くの施設が採用している基準は，英国保健局（Department of Health）が公表しているクックチル・クックフリーズのガイドラインである。ここには，ほかにも食味劣化を少なくする方法や栄養価を保持するための方法などが規定されており，いくつものルールが記載されている。

クックチルに関する内容（一部抜粋改変）

1. クックチル食品の消費期限は，調理生産した日と消費する日を含んで5日以内であること。理由は，3℃以下において増殖する菌がいくらか存在しているためである。
2. 下処理量が多く，すぐに加熱調理できない場合は10℃以下で食材料を保存すること。
3. *加熱調理は，中心温度が70℃に達してから2分以上加熱すること。
4. 加熱調理した食品を容器（ホテルパンなど）に入れる場合，食品はできるだけ均等に広げて50 mm以内の深さにすること。
   ただし，
   - 冷却に要する時間が90分以内であれば50 mmを超える深さであってもよい。
   - 冷却に要する時間が90分を超える場合は50 mmより厚さを減じて，90分以内に3℃までの冷却が終了するようにすること。
5. 加熱調理終了後30分以内に冷却を始め，冷却開始後は90分以内に0～3℃まで冷却し，クックチルした食品は0～3℃で保存すること。配送時も同じ温度とすること。
6. 保存または配送中に5℃を超えて10℃に達していない食品は，速やかに消費することとし，最長12時間を超えないように消費すること。
7. 保存または配送中に10℃を超えた食品は廃棄すること。
8. *再加熱は冷蔵から取り出した後30分以内に開始しなければならない。再加熱での中心温度は安全と食味のために70℃に達してから2分以上加熱すること。

＊3，8の加熱温度については，**日本では，75℃1分以上加熱**である。これは，大量調理施設衛生管理マニュアルや院外調理における衛生管理に準じた加熱温度と時間を適応している。

出典）文献3）：Chilled and Frozen Guidelines on Cook-Chill and Cook-Freeze Catering Systems（1993年第3版）と文献4）を基に著者作成

コラム「労働生産性」

労働生産性*は，様々な方法で算出することができる。一例として，調理従事者に対する生産食数（売上高）の割合について示す指標がある。これは，生産管理の評価などに用いられ，従業員1人当たりがつくる食数が多いほど労働生産性が高く，効率よく生産が行われ，作業者の数が少なくても必要な量を生産することができる。

例）300食提供の特定給食施設で6人が調理した場合と，5人が調理した場合，どちらにおいて労働生産性が高いか。（ただし，調理従事者は，すべてフルタイム労働者数に換算している）

〈6人〉300÷6＝50（食/人）で，調理従事者1人当たり，平均50食つくったことになる。

〈5人〉300÷5＝60（食/人）で，調理従事者1人当たり，平均60食つくったことになる。

よって，調理従事者5人で調理した場合が，効率のよい生産を行える。

＊労働生産性の調理従事者は，基準労働時間を稼働したフルタイム労働者を基準として求めるため，フルタイム労働者全員の時間外労働時間とパートタイム労働者の全員の就業総労働から求めた換算フルタイム労働者数を求めてフルタイム労働者数に加えて，1人当たり生産額(量)を求める。なお，労働生産性は，施設の規模・設備などによって異なるが，おおむね調理従事者1人当たり30～100食程度とされている。

(2) ニュークックチル

ニュークックチルは，食材料を下処理し，加熱調理などを行った料理を急速冷却し，**チルド状態（0～3℃）で盛付け**，保管・配送された料理を**再加熱**し，提供する。

調理の流れは，「下処理→加熱→急速冷却→**チルド状態で盛付け**→チルド保存（再加熱カートなど）・配送→再加熱（再加熱カートなど）→提供」の順である。

チルド状態の料理を器に盛付け，再加熱カートなどを用いて再加熱するためそのまま提供することができる。このため，加熱終了から提供までの時間が短く，衛生面の安全性が高い。再加熱方式には，コンベクションヒーティング，IHヒーティング，温風ヒーティング，マイクロ波・遠赤外線ヒーティングなど複数の方式がある（p.50，表3-19QRコード参照）。

メリットはクックチルのメリットに加え，盛付けした状態でチルド保存をするため，ピーク時の調理作業の忙しさや再加熱時の調理作業負担を軽減することが可能である。

デメリットはクックチルと似ており，冷却・加熱用の専用機器や加熱調理後にチルド保存するための料理の保管機器や場所が必要である。さらに，複数台の再加熱カートを置く場所の確保が課題であり，再加熱カートの再加熱方式によって，加熱時間がかかり電気代のコストが高くなることもある。また，不向きな献立があるため，献立がマンネリ化する可能性がある。

(3) クックフリーズ

クックフリーズは，食材料を下処理し，加熱調理した料理を急速冷凍して**－18℃以下で保存**し，提供前に**再加熱**を行い，盛付けて提供する。

調理の流れは，「下処理→加熱→急速凍結→**冷凍保存**・配送→再加熱→盛付け→提供」の順である。

加熱温度は，中心温度75℃1分間以上（二枚貝などノロウイルス汚染のおそれのある食材料は85～90℃で90秒間以上）である。加熱調理後の冷却は，加熱調理終了後30分以内に凍結を開始する。凍結開始後は90分以内に中心温度－5℃以下まで急速冷凍し，最終的には－18 ℃以下まで冷凍し，保存・配送する。提供前に再加熱を行い，中心温度75 ℃ 1分間以上（二枚貝などノロウイルス汚染のおそれのある食材料は85～90 ℃で90秒間以上）を確認後，器に盛付けて提供する。急速冷凍で大切なことは，最大氷結晶生成帯（－1～－5 ℃）を，できるだけ短時間で通過させることである。保存期間は，一般的に8週間[3),4)]以内とされている。

メリットは，完全調理した料理を完全凍結し，解凍・加熱を行うため食中毒菌の繁殖リスクが少ない。また，調理作業の効率化により人件費の削減が可能となる。まとめて配送することで配送費のコスト削減も期待できる。

デメリットは，食材料によっては凍結方法により素材本来のおいしさや食感などが損なわれることや，冷凍保存用機器などの増設・設置場所が必要なことである。また，不向きな食材料や調理法があるため，献立がマンネリ化しやすいことである。

○クックフリーズのルール（参考）

下記は，クックチル同様に英国保健局が公表しているクックフリーズに関する項目を参考に示したものである。

クックフリーズに関する内容（一部抜粋改変）

1. 冷凍は加熱調理とポーショニングを終了した後，できるだけ早く開始し，加熱調理機器から取り出して30分以内には開始しなければならない。
2. 食品は急速冷凍機に入れた後，90分以内にその中心温度を－5 ℃以下にして，その後－18 ℃の保管温度に到達させなければならない。
3. 冷凍後，部分または完全に解凍した食品は再冷凍してはならない。
   解凍温度が不明である食品は食用に使用してはならない。
4. クックフリーズした食品は－18 ℃以下で保存すること。
5. 容器には食品名を明示することが必要であり，バッチ番号，製造日，消費期限も明示して，在庫の先入れ，先出しを守れるようにすること。
6. 冷たい状態で提供するデザートのような冷凍食品は，提供前に冷蔵温度まで解凍する。
7. 解凍した食品は3 ℃以下で保持して，再加熱が始まるまでに10 ℃を超えないようにしなければならない。急速解凍庫で解凍した食品は24時間以内に消費すること。

クックフリーズは運用上便利な方法であるが，冷凍により食味が落ちることがあるので各々の食材料の冷凍適性を知って利用する。

出典）文献3）：Chilled and Frozen Guidelines on Cook-Chill and Cook-Freeze Catering Systems（1993年第3版）と文献4）を基に著者作成

コラム「オペレーションシステムと調理システムの種類」

QRコード内では，オペレーションシステムについての内容を記載している。

(4) 真空調理

真空調理は，生の食材料や下処理した食材料を調味料とともに真空用パックに入れ，真空包装機を用いて真空包装し，スチームコンベクションオーブンなどの加熱調理機で低温長時間加熱調理などを用いる方法である。大量調理施設衛生管理マニュアルでは，加熱温度を中心温度 75 ℃ 1 分間以上の加熱と定められているが，長時間加熱することで 75 ℃ 1 分間以上の加熱と同等の殺菌効果を得ることが多いため，真空調理では 75 ℃未満の低温で加熱する料理もある。十分な加熱殺菌できる設定温度と時間の標準化や細菌検査の実施などを行い，各施設で衛生管理の基準を設定する必要がある。保存期間は，チルド保存で調理後 5 日間以内[2]である。

調理の流れは，「下処理→真空包装→低温加熱調理→急速冷却・凍結→チルド・冷凍保存・配送→再加熱→盛付け→提供」の順である。

加熱調理した料理を，90 分以内に 0 ～ 3 ℃以下もしくは－ 18 ℃以下まで急速に冷却し，冷蔵または冷凍で保存され配送する。喫食前に再加熱（冷製料理を除く）を行う。再加熱温度は，食材料の中心温度を一次加熱（加熱調理時）より高い温度に設定し，食中毒菌の発育至適温度帯をすばやく通過させる方法もあるが温度設定に注意が必要である。また，大量調理施設衛生管理マニュアルや院外調理における衛生管理に示されている，75 ℃ 1 分間以上の加熱を行い，温度確認をする方法もある。再加熱後は，器に盛付けて提供する。

メリットは，食材料の色，香り，味の均一化が可能であり，煮物，蒸し物にも使用することができる。酸素を遮断するため，酸化による劣化が少ない。また，計画調理，調理作業の標準化，温度・時間管理（T・T 管理，p.57）の厳格化による安全性が向上する。整理整頓・製造日・消費期限などの管理がしやすく，真空パックのため二次汚染防止が可能である。

デメリットは，仕込み段階での作業が多く，すべてのメニューを真空調理で対応することは不可能なため，ほかの調理法との併用が重要である。また，パック詰めと開封の手間がかかり，作業手順の教育と衛生管理を十分に行う必要がある。パック用フィルムのごみが増加し，処理費のコストが高くなる可能性がある。真空パックのピンホール（小さい穴）や密封性をチェックする必要があるため管理点が増える。袋を開けないと味見ができないため，調味料のまちがいなどが最後までわからないこともあげられる。

(5) 保存したクックチル・クックフリーズの配送方法

配送温度は厨房内の保存温度と同じく，冷凍状態での配送温度は－ 18 ℃以下，チルド状態での配送温度は，調理した食材料の中心温度が 0 ～ 3 ℃であることを守ることが重要である。しかし，保存温度が 3 ℃を超えた場合は次の対応を行う。3 ～ 10 ℃以内であれば 12 時間以内に再加熱を行い，提供しなければならない。10 ℃を超えた場合は，料理を廃棄しなければならない。配送方法は，以下の 3 種類に分かれる。

① **ホテルパン**　ホテルパンはすべてのメニューで使用可能である。クックチル配送にて使用されるサイズは GN（ガストロノーム）1/1 で 55 ～ 65 mm 深さを使用する

ことが多い。食材料を 50 mm 深さ以下に入れることで，急速冷却にて 90 分以内に 3 ℃以下に冷却することが可能である。

② **真空パック**　ミキサーにかけた料理や液状食品を配送するときに用いる。こぼれないことや，コンパクトに真空パックすることで配送が容易となる。

③ **食缶**　主にスープや汁物の配送に使用する。配送専用として使用し，コンロなどにかけて加熱することができる食缶はそのまま再加熱が可能である。

(6) クックチルとニュークックチルの実習内容と方法

各実習内容と方法の一例を図 2-1（p.16）に示した①～⑤の順に進める。

◎養成校での実習例　ニュークックチル実習（動画①→③の流れ）
- 実習（動画①）：計画 1 の献立を実習献立とした（動画は，チルド冷却工程まで）
- 配膳（動画③）：チルド状態の料理を盛付け後，IH カートにてチルド保存
加熱時間の設定（翌日の昼休みに再加熱が完了するように設定）
- 再加熱と提供　：翌日，再加熱の開始を確認。問題なければ昼休みに提供する

参考：クックチル実習とニュークックチル実習の流れについて

①～③の QR コードを読み取るとクックチル実習・ニュークックチル実習の流れとポイントについての参考動画をそれぞれ視聴できる。

内容　①クックチル実習（事例紹介）：計画 1 の献立をチルド保管までの流れ
②クックチル実習（事例紹介）：配膳・提供時における再加熱の方法について
③ニュークックチルの配膳方法：それぞれの配膳方法

＊なお，この動画は養成校で実施したクックチル実習・ニュークックチル実習の一例を示しています。現場やほかの養成校と手法・手技などが異なる部分がありますこと，ご了承ください。
＊動画に音声は入っていません。

①クックチル実習（事例紹介）
調理方法

②クックチル実習（事例紹介）
配膳・提供方法（再加熱について）

③ニュークックチルの配膳方法

① Plan（計画）演習項目　○◆

○…クックチル
◆…ニュークックチル

給与栄養目標量の設定から献立作成・栄養価計算

演習 1　給食の設定と給与栄養目標量の設定
演習 2　献立作成基準表の作成
演習 3　期間献立の作成
計画 1　新調理システムに対応した献立作成
計画 1　予定食材料費を計算し，予算の範囲内であるか確認
計画 1　予定献立表の栄養価計算

➡

食材料の発注作業

演習 4　発注量などの計算演習
計画 1　食材料発注計算
計画 3　発注集計表
計画 4　食材料発注書

⬇

調理作業指示書と作業工程表の作成

計画 5　調理作業指示書
計画 6　作業工程表

➡

アンケートなどの作成と食堂設計

栄養教育媒体作成
食堂設定（食堂配置，下膳指示など）
アンケート作成

② Do（実施）実習項目　○◆

（実習中に使用する帳票は計画○・実施○と表示）

個人衛生・環境衛生チェックと検収

衛生検査	実施 1　個人衛生管理表 実施 2　ATP ふき取り検査法，フードスタンプ法の記録 実施 4　環境衛生検査
検収	実施 3　検収および保管時の記録表

➡

下処理室の作業～加熱調理作業

下処理	実施 3　廃棄率調査票
調理	実施 4　調味パーセントの確認 実施 4　加熱調理などの温度測定 実施 5　加熱調理などの温度測定（チル用）

③ Do（実施）

新調理システム別の作業の流れ

○クックチル（動画①→②）

急速冷却作業とチルド保存

冷却	急速冷却の温度管理 実施 5　加熱調理などの温度測定（チル用）
保存	チルド保存の温度管理 実施 5　加熱調理などの温度測定（チル用）

⬇

（実習中に使用する帳票は計画○・実施○と表示）

個人衛生・環境衛生チェック

衛生検査	実施 1　個人衛生管理表 実施 2　ATP ふき取り検査法，フードスタンプ法の記録 実施 4　環境衛生検査

⬇

再加熱調理

再加熱	実施 5　再加熱調理などの温度測定（チル用）

⬇

盛付け	実施 6　できあがり重量測定

⬇（④へ）

◆ニュークックチル（動画①→③）

急速冷却・盛付け・チルド保存

冷却	急速冷却の温度管理 実施 5　加熱調理などの温度測定（チル用）

⬇

盛付け	実施 6　提供重量測定 チルド状態で盛付け配膳

⬇

保存	チルド保存の温度管理 実施 5　加熱調理などの温度測定（チル用）

⬇

再加熱設定	再加熱の日時と時刻を設定

⬇

（実習中に使用する帳票は計画○・実施○と表示）

衛生管理

衛生検査	実施 1　個人衛生管理表 実施 2　ATP ふき取り検査法，フードスタンプ法の記録 実施 4　環境衛生検査

⬇

生産管理，品質管理

再加熱	実施 5　再加熱調理などの温度測定（チル用）

⬅（④へ）

④ Do（実施）

実施項目　○◆

検食	実施 7　検食の実施（検食簿） 食堂準備

⬇

提供	供食・栄養教育・アンケート実施

⬇

洗浄と実習室の清掃

洗浄	実施 6　残菜重量測定 実施 8　食器洗浄テストと評価
清掃	実施 9-1，9-2　実習施設などの点検表

⑤ Check（検証）・Act（改善・対策）

演習項目　○◆

評価	調理作業指示書，作業計画表を赤で修正 評価 1　実施献立表の作成 評価 2　食材料費日計表・在庫食材料受払簿作成 評価 3　各サブシステムの評価 アンケート集計など

⬇

改善・対策	サブシステムの評価を参考に改善する点を把握し，どのように改善すればよいかを発表する

＊インシデント・アクシデント対策

図 2-1　クックチルとニュークックチルの実習の流れ（例）

引用文献

1）廣瀬喜久子監：クックチルの実際，幸書房，pp.58-60，2006
2）長田早苗，大原栄二編著：N ブックス 三訂 給食の運営，建帛社，p.80，2025
3）日本医療福祉セントラルキッチン協会：医療・福祉施設を対象とするセントラルキッチンにおける HACCP の考え方を取り入れた衛生管理の手引書，pp.97-98，2020
https://haccp.shokusan.or.jp/wp-content/uploads/2020/06/m-52-7.pdf
4）楠見五郎編著：改訂フードサービスの課題とクックチルの活用法，幸書房，p.17，pp.63-64，2023

参考文献

富岡和夫編著：給食の運営 給食計画・実務論第 6 版，医歯薬出版，2023
殿塚婦美子編著：改訂新版 大量調理―品質管理と調理の実際―，学建書院，2020
楠見五郎編著：改訂 フードサービスの課題とクックチルの活用法，幸書房，2023
長田早苗，大原栄二編著：N ブックス 三訂 給食の運営，建帛社，2025
厚生労働省：大量調理施設衛生管理マニュアル，2017
厚生労働省：病院，診療所等の業務委託について，2022

第３章 実習プロセス

1．栄養管理

(1) 栄養管理の目的と作業手順

1）栄養管理の目的

栄養管理とは，対象者（個人あるいは集団）の生活の質（quality of life；QOL）の向上のために，栄養状態の改善と向上を目指すものである。管理栄養士や栄養士は，栄養・献立計画の立案（Plan），計画の実施（Do），実施した計画のモニタリングを行い検証（Check）・改善（Act）のようにPDCAサイクルに沿って栄養管理を行い，対象者の栄養状態の改善・向上を目的に活動する。また，栄養管理の手段のひとつとして「給食」がある。給食は，特定集団（児童福祉施設や学校，事業所，医療施設など）を対象に栄養管理に基づいた食事を提供すること，あるいは食事そのもののことを意味する。

2）栄養管理の進め方

栄養管理は，**PDCAサイクル**に沿って行うことが一般的である。まずPlanでは，利用者の栄養・身体状況，ライフスタイルに見合った給与栄養目標量を設定し，栄養・献立計画を立案する。さらにDoで使用する様々な帳票についての作成も含まれる。次にDoでは，栄養・献立計画をもとに，食材料の発注，調理，提供を行うとともに，次の手順のCheckにつなげるために品質や衛生に関する様々な帳票に必要事項を記入する。Checkでは，Doで行った品質や衛生に関する様々な帳票について評価し，問題点や改善点を考える。また，提供した食事に対する利用者の満足度についても評価する。Actでは，Checkで抽出された問題点や改善点を次のPlanに反映させ，よりよい栄養管理を目指してPDCAサイクルを回す。管理栄養士や栄養士は，PDCAサイクルのすべてにかかわり，円滑に効率よくサイクルを回すことが求められる。

(2) 栄養管理の具体的な作業手順

1）給与栄養目標量の設定

給与栄養目標量の設定については，給食施設の特性や利用者に応じて各種設定方法が設けられているが，ここでは学内実習を想定し，日本人の食事摂取基準（以下，食事摂取基準）を活用した設定方法を示す。給与栄養目標量は，利用者の栄養・身体状況，ライフスタイルを把握し，1日または1食当たりで設定する。

集団の給与栄養目標量を設定する場合は，まず個人の栄養・身体状況から推定エネルギー必要量を算出し，その後，集団のエネルギー別の分布を評価することで給与エネルギー目標量を設定する。給与エネルギー目標量が決定後，たんぱく質，脂質，炭水化物，ビタミン，ミネラルの目標量を求める。また，利用者に栄養的に配慮が必要な特性が見受けられる場合は，給与栄養目標量の値や献立の構成，情報提供に反映させる。例えば，対象集団の野菜の平均摂取量が 270 g と少ない場合は，野菜の目標量を 350 g（健康日本 21 より）とし，野菜を多く摂取できる献立構成や情報提供を行うなどの工夫をする。一方で，給食を提供している施設の中には，病院や児童福祉施設，学校などのように関係監督官庁から食事摂取基準の取り扱いについての指示がある。そのため，施設の特性によって給与栄養目標量の設定は柔軟に対応する。以下に，食事摂取基準を用いた給与栄養目標量の設定方法の流れの例（①〜④）を示す。

① **利用者の把握**　利用者の性別，年齢，身体活動レベルの人員構成を調べ，人員構成表を作成する（表 3-1）。

表 3-1　人員構成表

年齢階級（歳）	身体活動レベル／性別					
	低い		ふつう		高い	
	男性	女性	男性	女性	男性	女性
18 〜 29	20	10		55		
30 〜 49		5		5		
50 〜 64				5		
65 〜 74						
75 〜						

② **エネルギーの設定**　食事摂取基準を用いて，各人員構成の推定エネルギー必要量（推定エネルギー必要量（kcal/日）= 基礎代謝量（kcal/日）× 身体活動レベル）を算出し，分布状況を確認して給与エネルギー目標量を決定する。例えば，分布状況を評価する際は，図 3-1，3-2 のように最小値や最大値，中央値，最頻値《さいひんち》を算出したり，グラフを作成したりすると偏りやばらつきが明確になり評価しやすい。

図 3-1 では，利用者の推定エネルギー必要量が概ね近い値で固まっているため 1,900 〜 2,100 kcal/日のように少し幅をもって設定するか，中央値あるいは最頻値の 2000

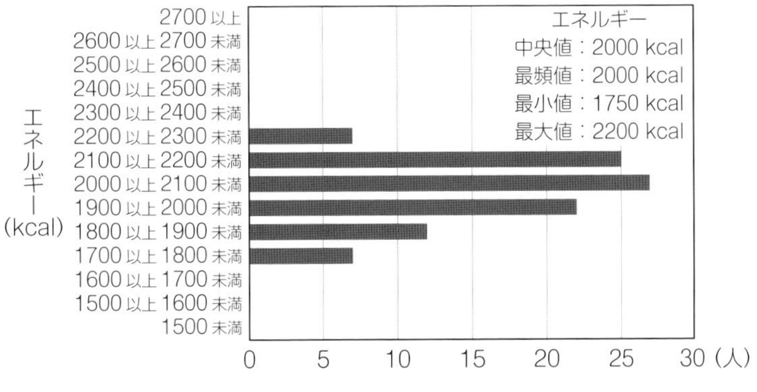

図 3-1　推定エネルギー必要量分布（例）

kcal/日で設定してもよい。幅をもたせてエネルギー目標量を設定する場合は，主食の量で調整できる献立にするとよい。

一方で，図 3-2 のように推定エネルギー必要量に大きなばらつきがある場合，図の形状を観察し（今回の場合２つのピークがある），利用者全体を網羅できるように，設定値１は 2000 kcal/日，設定値２は 2400 kcal/日というように複数の設定値を設ける。また明らかに外れた数値がある場合は，個別対応を含め検討する必要がある。

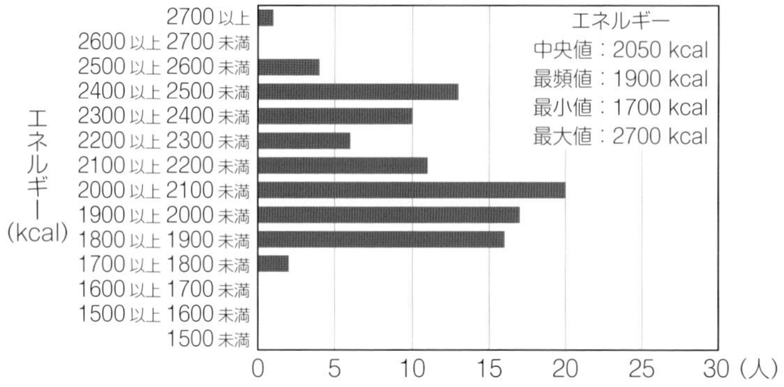

図 3-2　推定エネルギー必要量分布（例）

③　**栄養素の設定**　設定された給与エネルギー目標量をもとに，たんぱく質，脂質，炭水化物，ビタミン，ミネラルの必要量を食事摂取基準を用いて設定する。たんぱく質，脂質，炭水化物は，エネルギー比率（%E）で求め，そのほかの栄養素に関しては，目安量あるいは推奨量付近の値，推定平均必要量を下回らない値，耐容上限量を上回らない値を念頭に設定し，もっとも目標量が高い人が少なくとも推定平均必要量は満たすように設定する。

コラム　「給与栄養目標量の栄養素の設定例」

ビタミン B_2 の場合，食事摂取基準より 18 ～ 29 歳の推奨量は，男性で 1.6 mg/日，女性で 1.2 mg/日，推定平均必要量は男性で 1.3 mg/日，女性で 1.0 mg/日となる。この集団の年齢構成が 18 ～ 22 歳で男女比が 1：9 であった場合，女性が明らかに多い集団ではあるが，女性の推奨量の 1.2 mg/日を目標量とすると男性の推定平均推奨量の 1.3 mg/日を満たすことができないため，目標量は少なくとも 1.3 mg/日以上に設定する必要がある。

④　**給与栄養目標量の配分**　設定した給与栄養目標量の区分は，朝昼夕と均等に配分する場合もあるが，多くは朝：昼：夕 ＝ 1：1.5：1.5 に分けられることが多い。1 食のみを提供する給食施設では，これまで求めた目標量の 35％前後を給与栄養目標量として設定する。

※帳票については，第 4 章 演習 1 給食の設定と給与栄養目標量の設定を参照。

2）献立作成基準の作成

献立作成基準とは，献立作成の方針を示す基準であり，利用者の特性を踏まえ，図 3-3 に示すように，給食の提供方式や提供食数，設定した給与栄養目標量や食材料費，料理の組み合わせ（主食，主菜，副菜），1 食当たりの食材料の使用重量などを設定し，献立作成につなげる基準である。ここで大まかなメニュー構成や 1 品当たりの食材料重量の目安を決めておくと，次の段階の食品構成表の作成が進めやすい。また，献立作成基準には明確に“この項目を入れるように”といった規定はないため，各施設で基準にしたい項目を盛り込み，独自の献立作成基準を作成するとよい。

※帳票については，第 4 章演習 2 献立作成基準表の設定を参照。

献立作成基準

食事提供方法	提供方式	単一定食・複数定食 カフェテリア	料理形態	和・洋 中・多国籍	提供食数	100 食
	献立の種類	カウンター方式 配膳方式	料理の 組み合わせ	主食　主菜　副菜 汁物　デザート	提供時間	11：30～
	調理・ 提供システム	クックサーブ　クックフリーズ クックチル　真空調理 ニュークックチル　アッセンブリー			食材料費	400 円

給与栄養目標量	エネルギー：700 kcal（穀類エネルギー比：50%） たんぱく質：エネルギー比 15%（動物性たんぱく質比：45%） 脂質：エネルギー比 25% 炭水化物：エネルギー比 60% カルシウム：240 mg，鉄：4.0 mg ビタミン A：230 μgRAE，ビタミン B_1：0.3 mg，ビタミン B_2：0.5 mg，ビタミン C：20 mg 食物繊維総量：7.5 g 以上 食塩相当量：2.5 g 未満

食材料の使用量の設定	料理区分	食材料	1 食当たりの食材料の目安量	献立作成期間（7 日間）の頻度	1 食当たりのできあがり重量	備考
	主食	こめ	80 g	5 回	180 g（パンは除く）	
		パン	60 g	1 回		
		めん類	80 g	1 回		
	主菜	肉類	60 g	3 回	150～200 g	＊アレルギーへの対応が必要
		魚介類	60 g	2 回		
		卵	85 g	1 回		
		大豆製品	85 g	1 回		
	副菜	緑黄色野菜	45 g	7 回	50～100 g	
		その他の野菜	80 g	7 回		
	汁物	—	具：10～50 g 汁：130～150 g	4 回	150～200 g	
	デザート	—		3 回	60～100 g	

図 3-3　献立作成基準の例

3）食品構成表の作成方法

食品構成とは，利用者（個人または集団）に合わせて設定した給与栄養目標量が摂取できるように，どのような食材料あるいは食品群をどの程度の量をどう組み合わせて提供し，利用者に摂取してもらえればよいかの目安を示すものである。また，食品構成を一覧にしてまとめたものが**食品構成表**である。この表に基づいて使用食材料と食材料重量を決め，献立を作成することで，栄養価計算をしなくても概ね給与栄養目標量に近い献立を作成することが可能である。以下に，食品構成表作成の手順を示す。

① **食品群別荷重平均成分表の作成**　食品構成表は，基本的に食品群ごとに分けて作成されるため，食品群別の栄養成分表すなわち食品群別荷重平均成分表が必要となる。**食品群別荷重平均成分表**とは，類似した性質の食材料を１つの食品群として取り扱い，食品群ごとに栄養成分を記載した表である。また，食品群別荷重平均成分表は，各施設における一定期間（半年から１年）に使用した食材料の使用実績から算出するため，その施設の特性が反映される。新規の給食施設の場合は食材料の使用実績がないため，行政機関や類似した給食施設が公表しているものを活用してもよい。以下は，食品群別荷重平均成分表の作成方法である。

Ⅰ）食品群を設定し，各食材料の純使用量の合計を算出する

食品群の分類は施設により異なり，施設の特性に応じて分類の増減を行い，使用しやすい食品群分類を設定する必要がある。例として表 3-2 を示す。食品群を決定後，その施設で一定期間（半年から１年）使用した各食材料の純使用量の合計を算出する。

Ⅱ）食品群ごとに各食材料の構成比率を算出する

食品群の純使用量合計を 100％とし，その食品群に属する食材料の純使用量合計から構成比率を求める。例えば，いも類に属する食材料が，さつまいも（150 kg），さといも（50 kg），ながいも（50 kg）とした場合，純使用量の合計は 250 kg となる。この 250 kg を 100％と考えて構成比率を求めると，さつまいもの場合は，150 ÷ 250 × 100 ＝ 60％となる。この考えで計算するといも類の構成比率は，さつまいも（60％），さといも（20％），ながいも（20％）となる。

Ⅲ）各食材料のエネルギー・栄養素量を算出する

算出した各食材料の構成比率（％）を重量（g）として考え，日本食品標準成分表からエネルギーと栄養素量を求める。例えば，さつまいもの構成比率が 60％の場合，さつまいも 60 g 当たりのエネルギー・栄養素量を日本食品標準成分表から求める。

Ⅳ）食品群のエネルギー・栄養素量を算出する

食品群内の各食材料のエネルギー・栄養素量を算出し，これをそれぞれの食品群ごとに合計して 100 g 当たりの食品群別荷重平均栄養成分値を求める（p.24 表 3-3）。

② **食品構成表の作成**　食品構成表の作成では，給与栄養目標量に可能な限り近づけることも必要だが，食材料の偏りがないかや使用重量が適正であるかも重要である。給与栄養目標量が図 3-3 の場合の食品構成表の作成手順について，主食と動物性たんぱく質を中心に例を示す（例では表 3-3 の食品群別荷重平均成分表を使用する）。

表 3-2　食品群分類の一例

食品群名		食材の例
穀　類	こ　め	精白米，玄米，もち米，米粉，白玉粉，上新粉，ビーフン，ライスペーパー
	パ　ン	食パン，コッペパン，フランスパン，ロールパン，クロワッサン
	め　ん　類	うどん，そば，中華めん，マカロニ，スパゲティ
	その他の穀物	小麦粉，ふ，ぎょうざの皮，パン粉，コーンフレーク
いも いも類	い　も	さつまいも，さといも，じゃがいも，ながいも
	いも加工品	こんにゃく，かたくり粉，わらび粉，はるさめ，コーンスターチ
砂糖及び甘味類		上白糖，黒糖，水あめ，はちみつ，メープルシロップ
豆　類	大豆製品	豆腐，油揚げ，納豆，おから，豆乳，高野豆腐
	大豆・その他の豆類	だいず，あずき，あん，そらまめ
種　実　類		アーモンド，カシューナッツ，くり，くるみ，ごま，ピスタチオ，ピーナッツ
野菜類	緑黄色野菜	オクラ，かいわれだいこん，かぼちゃ，こまつな，しゅんぎく，チンゲンサイ，トウミョウ，トマト，にら，にんじん，ピーマン，ブロッコリー，ほうれんそう
	その他の野菜	かぶ，カリフラワー，キャベツ，きゅうり，ごぼう，しょうが，ズッキーニ，セロリ，だいこん，たけのこ，たまねぎ，とうもろこし，なす，はくさい，もやし，レタス，れんこん
	野菜漬物	たくあん漬，みそ漬，ぬかみそ漬，浅漬け
果実類	果　実	いちご，かき，みかん，オレンジ，キウイフルーツ，さくらんぼ，すいか，なし，パイナップル，ぶどう，りんご
	果実加工品	ジャム，ジュース，缶詰，ドライフルーツ
き　の　こ　類		しいたけ，しめじ，えのきたけ，きくらげ，なめこ，エリンギ，まいたけ，マッシュルーム
藻　　類		あおさ，あおのり，焼きのり，味付けのり，こんぶ，ひじき，もずく，わかめ
魚介類	魚介類（生）	あじ，いわし，さけ，さば，さわら，たい，たら，ぶり，あさり，しじみ，えび，いか，たこ
	干物・塩蔵・缶詰	しらす干し，開き干し，みりん干し，水煮缶，つくだ煮
	練製品	かまぼこ，焼き竹輪，はんぺん，さつま揚げ，かに風味かまぼこ，魚肉ソーセージ
肉　類	肉類（生）	牛肉，豚肉，鶏肉
	肉加工品	ハム，ベーコン，ソーセージ
卵　　類		鶏卵，うずら卵
乳　類	牛　乳	普通牛乳，加工乳（低脂肪）
	乳製品	生クリーム，練乳，脱脂粉乳，ヨーグルト，乳酸菌飲料，チーズ
油脂類	植物性	オリーブ油，ごま油，大豆油，調合油，なたね油
	動物性	牛脂，ラード，バター
調味料類	食　塩	食塩，あら塩
	しょうゆ	こいくちしょうゆ，うすくちしょうゆ，たまりしょうゆ，さしみしょうゆ
	み　そ	米みそ，麦みそ，豆みそ
	その他の調味料	ウスターソース，トウバンジャン，穀物酢，米酢，めんつゆ，顆粒だし，ぽん酢しょうゆ，トマトケチャップ，マヨネーズ，ドレッシング，カレールウ，ふりかけ，みりん，料理酒，香辛料（からし，カレー粉，こしょう，シナモン，とうがらし など）

表 3-3　食品群別荷重平均成分表の例

食品群名		エネルギー (kcal)	たんぱく質 (g)	脂　質 (g)	炭水化物 (g)	食物繊維総量 (g)	カルシウム (mg)	鉄 (mg)	ビタミンA (レチノール活性当量) (µg)	ビタミン B_1 (mg)	ビタミン B_2 (mg)	ビタミンC (mg)	食塩相当量 (g)
穀　類	こ　め	342	5.3	0.8	75.6	0.5	5	0.8	0	0.08	0.02	0	0.0
	パ　ン	289	9.5	6.0	48.2	4.2	30	0.6	0	0.07	0.05	1	1.2
	め　ん　類	347	12.0	1.5	66.9	5.4	18	1.4	1	0.19	0.06	0	0.0
	その他の穀物	346	8.6	2.7	67.1	5.5	24	0.9	0	0.12	0.03	0	0.4
いも類	い　も	78	1.5	0.0	14.2	7.3	17	0.8	1	0.09	0.03	27	0.0
	いも加工品	169	0.1	0.1	39.8	2.0	29	0.5	0	0.00	0.00	0	0.0
砂糖及び甘味類		381	0.0	0.0	96.6	0.0	5	0.1	0	0.00	0.00	0	0.0
豆　類	大豆製品	93	8.5	7.1	1.2	1.5	101	1.6	0	0.09	0.04	0	0.0
	大豆・その他の豆類	255	4.9	5.0	56.8	3.9	42	1.6	0	0.01	0.03	0	0.0
種　実　類		540	18.5	56.3	9.0	11.4	675	6.4	1	0.34	0.16	0	0.0
野菜類	緑黄色野菜	29	1.5	0.2	4.7	2.4	49	0.8	281	0.07	0.08	33	0.0
	その他の野菜	30	1.1	0.2	5.2	1.8	22	0.4	11	0.04	0.03	11	0.1
	野菜漬物	15	0.3	0.1	1.2	2.2	22	0.2	0	0.00	0.01	0	5.6
果実類	果　実	67	0.3	0.1	15.3	1.4	5	0.2	12	0.03	0.02	10	0.0
	果実加工品	53	0.5	0.1	12.5	0.4	8	0.3	20	0.04	0.01	15	0.0
き　の　こ　類		41	3.3	0.2	4.6	5.6	1	0.9	0	0.21	0.25	1	0.0
藻　　類		131	8.3	1.5	6.7	52.4	855	6.5	323	0.09	0.34	4	7.7
魚介類	魚介類（生）	198	16.5	12.6	4.7	0.0	16	1.6	25	0.12	0.27	1	0.3
	干物・塩蔵・缶詰	114	19.1	0.9	7.3	0.0	321	0.8	87	0.07	0.05	0	2.6
	練製品	93	9.9	0.9	11.5	0.0	15	0.5	0	0.00	0.01	0	1.5
肉　類	肉類（生）	190	16.6	12.8	2.0	0.0	5	1.3	582	0.41	0.25	3	0.2
	肉加工品	277	24.6	17.8	4.3	0.0	6	0.6	3	0.54	0.11	24	2.0
卵　　類		143	11.3	9.4	3.4	0.0	47	1.6	220	0.07	0.39	0	0.4
乳　類	牛　乳	57	3.1	3.0	4.5	0.0	114	0.0	33	0.04	0.16	1	0.1
	乳製品	109	8.1	2.6	12.5	0.0	291	0.1	30	0.08	0.39	2	0.3
油脂類	植物性	887	0.0	97.4	2.6	0.0	0	0.0	0	0.00	0.00	0	0.0
	動物性	700	0.5	74.5	6.8	0.0	15	0.1	520	0.01	0.03	0	1.9
調味料類	食　塩	0	0.0	0.0	0.0	0.0	22	0.0	0	0.00	0.00	0	99.5
	しょうゆ	72	5.8	0.0	8.0	0.0	28	1.6	0	0.05	0.16	0	14.8
	み　そ	188	10.5	5.2	22.2	5.1	95	3.9	0	0.04	0.10	0	10.8
	その他の調味料	175	1.5	12.1	11.4	0.6	18	0.6	9	0.02	0.04	0	5.6

Ⅰ）主食の重量を配分する

ⅰ）1 食当たりの穀類エネルギー量を算出

エネルギー 700 kcal（穀類エネルギー比 50%）

700 kcal × 50 ÷ 100 = 350 kcal

ⅱ）1 食当たりの穀類エネルギー量を満たすために必要な主食の量を算出

こめ　→ 342 kcal/100 g　350 kcal ÷ 342 kcal × 100 = 102.339…g（丸め値 100 g）

パン　→ 289 kcal/100 g　350 kcal ÷ 289 kcal × 100 = 121.107…g（丸め値 120 g）

めん類→ 347 kcal/100 g　350 kcal ÷ 347 kcal × 100 = 100.864…g（丸め値 100 g）

ⅲ）主食の配分から各々の総主食重量を算出

こめ：パン：めん = 5：1：1/回

こめ　→ 100 g × 5 回 = 500 g

パン　→ 120 g × 1 回 = 120 g

めん類→ 100 g × 1 回 = 100 g

ⅳ）各々の総主食重量を提供回数で割り 1 食当たりに換算

提供日数：7 回

こめ　→ 500 g ÷ 7 回 = 71.42…g（丸め値 70 g）

パン　→ 120 g ÷ 7 回 = 17.14…g（丸め値 17 g）

めん類→ 100 g ÷ 7 回 = 14.28…g（丸め値 14 g）

Ⅱ）主菜の動物性たんぱく質の重量を配分する

ⅰ）1 食当たりのたんぱく質量を算出

たんぱく質エネルギー比 15%

700 kcal × 15 ÷ 100 ÷ 4 = 26.25…g（丸め値 26 g）

ⅱ）1 食当たりの動物性たんぱく質量を算出

動物性たんぱく質比 45%

26 g × 45 ÷ 100 = 11.7 g（丸め値 12 g）

ⅲ）動物性たんぱく質量から乳類のたんぱく質量を差し引く

乳類は，主菜のたんぱく質源となりにくいため，あらかじめ使用量を決定し（過去の実績より算出する，または健康日本 21 や食事バランスガイドなどの指標を参考にしてもよい），動物性たんぱく質量から乳類のたんぱく質量を差し引く。

乳類→牛乳 60 g ＋ 乳製品 10 g = 70 g/食（乳類たんぱく質　2.7 g）

動物性たんぱく質 12 g － 乳類たんぱく質 2.7 g = 9.3 g（丸め値 9.5 g）

ⅳ）１食当たりの動物性たんぱく質量を満たすために必要な動物性食品の量を算出

肉：魚：卵：大豆 ＝ 3：2：1：1 回（大豆は植物性食品のため除く）

肉→ 16.6 g/100 g　9.5 g ÷ 16.6 g × 100 ＝ 57.229…g（丸め値 60 g）

魚→ 16.5 g/100 g　9.5 g ÷ 16.5 g × 100 ＝ 57.576…g（丸め値 60 g）

卵→ 11.3 g/100 g　9.5 g ÷ 11.3 g × 100 ＝ 84.071…g（丸め値 85 g）

ⅴ）主菜の動物性たんぱく質源の配分から各々の総たんぱく質量を算出

肉→ 60 g × 3 回 ＝ 180 g

魚→ 60 g × 2 回 ＝ 120 g

卵→ 85 g × 1 回 ＝　85 g

ⅵ）各々の総動物性たんぱく質量を提供回数で割り１食当たりに換算

提供日数：7 回

肉→ 180 g ÷ 7 回 ＝ 25.714…g（丸め値 25 g）

魚→ 120 g ÷ 7 回 ＝ 17.143…g（丸め値 17 g）

卵→　85 g ÷ 7 回 ＝ 12.143…g（丸め値 12 g）

Ⅲ）植物性食品の重量を配分する

いも類，豆類，種実類，野菜類，果実類，きのこ類，藻類の使用量を算出する際は，過去の実績から給与栄養目標量に合うように配分する。また，野菜は１日に 350 g 以上，そのうち緑黄色野菜は 130 g 以上（健康日本 21）のように，国の指標を参考にしてもよい。

Ⅳ）砂糖及び甘味類，油脂類の重量を配分する

砂糖及び甘味類はエネルギーが多く，油脂類はエネルギーと脂質が多いがそのほかのビタミンやミネラル量にはあまり影響を及ぼさない食品群である。そのため，一度これまでの配分からエネルギーと脂質の量を算出し，どれだけの量が砂糖及び甘味類と油脂類に割り当てられるかを考え配分する。

Ⅴ）全体の調整を行う

全体の配分を調整し，まだ配分していない食品群の配分を算出し，表 3-4 のように食品構成表を作成する。給与栄養目標量に完全にあわせることは非常に難しいため，± 5 ～ 10％の幅は考慮してもよい。

(3) ポイント

1) 給与栄養目標量のポイント

- 利用者の栄養・身体状況，ライフスタイルを反映した給与栄養目標量である。
- 設定した給与栄養目標量からはずれている個人がいない。

2) 献立作成基準のポイント

- 施設の人員構成，設備を踏まえて，実施可能な提供方法，調理作業である。
- 主食・主菜・副菜の構成，食事量のバランスがとれている。

表 3-4　食品構成表（例）

食品群名		重量 (g)	エネルギー (kcal)	たんぱく質 (g)	脂質 (g)	炭水化物 (g)	食物繊維総量 (g)	カルシウム (mg)	鉄 (mg)	ビタミンA (レチノール活性当量) (μg)	ビタミンB_1 (mg)	ビタミンB_2 (mg)	ビタミンC (mg)	食塩相当量 (g)
穀類	こめ	70	239	3.7	0.6	52.9	0.4	4	0.6	0	0.06	0.01	0	0.0
	パン	17	49	1.6	1.0	8.2	0.7	5	0.1	0	0.01	0.01	0	0.2
	めん類	14	49	1.7	0.2	9.4	0.8	3	0.2	0	0.03	0.01	0	0.0
	その他の穀物	3	10	0.3	0.1	2.0	0.2	1	0.0	0	0.00	0.00	0	0.0
いも類	いも	20	16	0.3	0.0	2.8	1.5	3	0.2	0	0.02	0.01	5	0.0
	いも加工品	2	3	0.0	0.0	0.8	0.0	1	0.0	0	0.00	0.00	0	0.0
砂糖及び甘味類		5	19	0.0	0.0	4.8	0.0	0	0.0	0	0.00	0.00	0	0.0
豆類	大豆製品	35	33	3.0	2.5	0.4	0.5	35	0.6	0	0.03	0.01	0	0.0
	大豆・その他の豆類	10	26	0.5	0.5	5.7	0.4	4	0.2	0	0.00	0.00	0	0.0
種実類		2	11	0.4	1.1	0.2	0.2	14	0.1	0	0.01	0.00	0	0.0
野菜類	緑黄色野菜	50	15	0.8	0.1	2.4	1.2	25	0.4	141	0.04	0.04	17	0.0
	その他の野菜	100	30	1.1	0.2	5.2	1.8	22	0.4	11	0.04	0.03	11	0.1
	野菜漬物	0	0	0.0	0.0	0.0	0.0	0	0.0	0	0.00	0.00	0	0.0
果実類	果実	40	27	0.1	0.0	6.1	0.6	2	0.1	5	0.01	0.01	4	0.0
	果実加工品	5	3	0.0	0.0	0.6	0.0	0	0.0	1	0.00	0.00	1	0.0
きのこ類		10	4	0.3	0.0	0.5	0.6	0	0.1	0	0.02	0.03	0	0.0
藻類		1	1	0.1	0.0	0.1	0.5	9	0.1	3	0.00	0.00	0	0.1
魚介類	魚介類（生）	17	34	2.8	2.1	0.8	0.0	3	0.3	4	0.02	0.05	0	0.1
	干物・塩蔵・缶詰	1	1	0.2	0.0	0.1	0.0	3	0.0	1	0.00	0.00	0	0.0
	練製品	1	1	0.1	0.0	0.1	0.0	0	0.0	0	0.00	0.00	0	0.0
肉類	肉類（生）	25	48	4.2	3.2	0.5	0.0	1	0.3	146	0.10	0.06	1	0.1
	肉加工品	2	6	0.5	0.4	0.1	0.0	0	0.0	0	0.01	0.00	0	0.0
卵類		12	17	1.4	1.1	0.4	0.0	6	0.2	26	0.01	0.05	0	0.0
乳類	牛乳	60	34	1.9	1.8	2.7	0.0	68	0.0	20	0.02	0.10	1	0.1
	乳製品	10	11	0.8	0.3	1.3	0.0	29	0.0	3	0.01	0.04	0	0.0
油脂類	植物性	3	27	0.0	2.9	0.1	0.0	0	0.0	0	0.00	0.00	0	0.0
	動物性	1	7	0.0	0.7	0.1	0.0	0	0.0	5	0.00	0.00	0	0.0
調味料類	食塩	0.3	0	0.0	0.0	0.0	0.0	0	0.0	0	0.00	0.00	0	0.3
	しょうゆ	4	3	0.2	0.0	0.3	0.0	1	0.1	0	0.00	0.01	0	0.6
	みそ	2	4	0.2	0.1	0.4	0.1	2	0.1	0	0.00	0.00	0	0.2
	その他の調味料	10	18	0.2	1.2	1.1	0.1	2	0.1	1	0.00	0.00	0	0.6
合計			743	26.2	20.2	110.0	9.5	242	4.0	367	0.45	0.47	40	2.4
給与栄養目標量			700	15%	25%	60%	7.5 以上	240	4.0	230	0.30	0.50	20	2.5 未満

（たんぱく質・脂質・炭水化物の 15%・25%・60%：エネルギー比率）

3）食品構成表のポイント

- 献立作成基準に沿って食品構成表が立てられている。
- エネルギー・栄養素量が給与栄養目標量を満たしている。
- 使用食品群に偏りがなく，量も適正である。

(4) 用語と解説[1) 2)]

栄養計画：対象者（個人あるいは集団）の給与栄養目標量を定め，栄養補給方法（経口，経腸など）を計画すること。

献立計画：提供する施設の給食の目的に沿って，栄養量，食品構成，対象者の嗜好，季節，調理法，提供する側の諸条件（調理員の調理技術，調理機器の種類と性能など）を考慮し，提供方式（単一定食，複数定食，カフェテリアなど）に応じた料理を考え，組み合わせること。

モニタリング：目的や計画に沿って物事が遂行しているかを観察・確認する方法。給食の栄養管理では，対象者の健康状態や環境の状況変化を確認することを目的とする。経時的に対象者の観察や測定を行い，データを取り，記録すること。

給与栄養目標量：給食施設で提供する食事の栄養量の目標値であり，献立作成時の目標あるいは目安となる量。

推定エネルギー必要量（estimated energy requirement：EER）：個人の場合，「当該年齢，性別，身長，体重，および健康な状態を損なわない身体活動量を有する人において，エネルギー収支バランス（成人の場合，エネルギー摂取量－エネルギー消費量）が０（ゼロ）となる確率がもっとも高くなると推定される，習慣的なエネルギー摂取量の１日当たりの平均値」と定義される。

集団の場合，「当該集団全体におけるエネルギー収支バランス（成人の場合，エネルギー摂取量－エネルギー消費量）が０（ゼロ）となる確率が最も高くなると推定される，習慣的な１日当たりのエネルギー摂取量」と定義される。

推定平均必要量（estimated average requirement：EAR）：半数（50％）の者が必要量を満たす（同時に，50％の者が必要量を満たさない）と推定される摂取量である。

耐容上限量（tolerable upper intake level：UL）：健康障害をもたらすリスクがないとみなされる習慣的な摂取量の上限である。これを超えて摂取すると，過剰摂取によって生じる潜在的な健康障害のリスクが高まると考える。

推奨量（recommended dietary allowance：RDA）：ほとんどの者（97～98％）が充足する摂取量である。

目標量（tentative dietary goal for preventing life-style related diseases：DG）：生活習慣病の発症予防を目的として，特定の集団において，その疾患のリスクや，その代理指標となる生体指標の値が低くなると考えられる栄養状態が達成できる量である。現在の日本人が当面の目標とすべき摂取量とされている。

2. 献立管理

(1) 献立計画と作成方法

1) 献立管理の目的

献立管理の目的は，栄養管理において給与栄養目標量を決定した後，それらに基づいて食事内容を決め，献立を作成していくことである（図 3-3）。

利用者のアセスメント ➡ 栄養計画 ➡ 献立計画

栄養計画
- 献立作成基準の作成
- 給与栄養目標量の決定
- 食品構成表の決定

献立計画
- 料理，使用する食材料を決定
- 期間献立の作成
- 栄養価計算
- 給与栄養目標量と比較

図 3-3 献立管理の流れ

献立作成では，給与栄養目標量を満たし，嗜好などの面からも利用者の満足を得られ，経営的にも無理なく食事を提供できるように立案する。さらに，作成した献立に基づいて，食事の生産（調理）と提供，栄養教育を行い，栄養・食事計画が計画通りに実施されたかについて評価し，次の栄養・食事計画に反映させていく。そのため，利用者の栄養アセスメント，残菜率，栄養出納表，満足度調査などを用いて評価を行うことを考慮し，これらのデータを参考にしながら献立を作成していく（表 3-5，表 3-6）。

表 3-5 献立計画に必要な情報

必要な情報	理 由
経営理念	給食運営の目標を方向づける
栄養アセスメント	利用者の状況を正確に把握することで，給与栄養目標量，献立作成基準，食品構成の精度が向上する
施設の規模	提供の食数や方法，提供時間，機器類の設置・配置や種類，形に影響する。そのため，給食の生産や提供，原価など複数のサブシステムの設定にも影響する
給食の提供時間帯	食数や献立内容，調理員数などに影響する
調理従事者の能力	労働生産性などに大きく影響する（適材適所に配置させる）
調理機器の能力	・可能な調理法や一度に調理できる食数，作業時間に影響する ・施設の規模に応じた機器類の設置や配置も考慮

表 3-6 献立計画時に考慮する優先順位

❶ エネルギー
❷ たんぱく質
❸ 脂質，炭水化物
❹ ビタミン A，ビタミン B_1，ビタミン B_2，ビタミン C，カルシウム，鉄
❺ 飽和脂肪酸，食物繊維，ナトリウム（食塩相当量），カリウム
❻ その他の栄養素で対象集団にとって重要であると判断されるもの

2）献 立 作 成

献立とは，目的にあわせて１回の食事で提供する料理の種類や組み合わせ，順序などを書き示したものである。給食の献立は，利用者の給与栄養目標量や食品構成などに基づいて，主食，主菜，副菜などの料理の組み合わせを示している。また，給食の目的は，健康の保持・増進であるため，献立作成にはこれらの目的を踏まえた内容が望ましい。

献立計画では，食事内容（料理の種類，料理を構成する食材料や分量，調理方法，提供方式など）を計画し示す必要がある。これらを具体的に示した計画表を**献立表**という。献立表を作成し活用することで，利用者には適切な食事が提供され，健康の保持・増進に役立つ。また，調理従事者にとっては作業の流れや効率を向上させることができる。

献立を作成するためにはいくつかのポイントがあげられる。献立は各々，食材料の選択，調理方法，調理時間，予算，盛付けなどが異なる。また，多種の食材料を用いた献立は，栄養，味，彩りなどにおいてよい効果をもたらす一方で，経済的，調理作業時間，調理人員など考慮しなければならない面もある。献立作成における食材料の使用数や使用重量は，食品構成表の重量などを利用すると具体的な目安が把握できてよい。

日常的な献立は，朝食・昼食・夕食を１組とし，利用者の食事摂取基準を食材料に置き換える。また，利用者の給与栄養目標量，食品構成に基づき，食材料の種類と量を考慮して作成する。献立作成の条件や内容に留意しながら作成することが重要である（表 3-7）。

表 3-7　献立作成時に考慮する条件

項目	条　件	内　容
栄養	利用者の特性の把握	年齢，性別，身体特性，身体活動レベル，疾病の有無，咀嚼の状態 など
	給与栄養目標量	日差は± 10 % 以下。一定期間の平均値が給与栄養目標量になるようにする
	食品群別荷重平均成分表	施設ごとに作成されたものや，すでに作成されているものなどの利用
	食品構成表	食品群別の使用量の平均値が食品構成にあうようにする
	献立作成の期間やサイクル	1 週間，1 か月，1 年間，季節ごと
料理	提供する料理の種類	普通食，治療食，選択メニュー，特別メニュー など
	行事食，郷土料理の頻度	1 か月に 1 ～ 2 回
	利用者の嗜好	聞き取り，嗜好調査，残菜調査などからデータを収集
作業・実務	予算内に収める	全体の食材料費および各料理の食材料費の割合を決める
	調理従事者の人数や調理技術	労働生産性　**生産量÷労働時間数（調理員数）**
	調理システム	クックサーブ，クックチル，クックフリーズ，真空調理，ニュークックチル
	作業工程	調理設備（調理機器，器具）が重ならないようにする
	調理の時間配分	適時適温給食ができるように，食事提供時間までの調理の時間配分を考える
	提供（配膳・配食）	配膳（病棟配膳方式，中央配膳方式） 配食（フルサービス，セルフサービス，ハーフセルフサービス）

献立を作成する際には，利用者の食事摂取基準が1日単位であるため，給与栄養目標量をそれぞれ3食に配分することが基本である。例えば，昼食と夕食の配分をやや多くし，朝食は軽めの配分に設定したとする。しかし，利用者（対象集団）の身体状況や食習慣などに応じては，栄養量の増減の検討が必要となる。そのため，献立のエネルギーと栄養素の量は，給与栄養目標量に近づけた数値が望ましいが，1週間から1か月の平均値が食事摂取基準（給与栄養目標量）の範囲内であればよく，毎食すべてが利用者の食事摂取基準の3分の1に合致している必要はない。健康に影響するのは習慣的な食事・栄養状況である。すなわち，献立は1食や1日単位で考えるのではなく，1週間，1か月などある程度の期間における栄養バランスや量を検討し，平均的な数値が給与栄養目標量に見合った献立を考える。毎回の数値にとらわれず，状況に応じて臨機応変に適切な献立を作成することも重要である。

3）期間献立の作成

献立は，2週間～1か月程度の一定期間分を計画・運用するのが一般的である。一定期間の献立を重複しないように繰り返して用いる献立作成の方法を**サイクルメニュー**という。1サイクルの献立を**期間献立**といい，1サイクルは2～4週間ごとが望ましい。また，サイクル期間中においては，食品構成表に表示された摂取目標を満たすように配分する。期間を定めて献立作成をすることで，給食業務を円滑に進めることができ，食材料の購入や調理作業を計画的に運営することができる。

献立作成では，まず年間計画を立てて，次にある程度の期間（1週間～1か月など）の概要を決めてから，1食分を調整していく。年間計画では，月ごとの行事や季節にあわせて使用したい食材料などを大まかに決める。

期間中に同じ食材料を繰り返し使用することは，食材料費のムダがなく，調理作業の標準化や，献立作成の時間短縮にもつながるなど利点が多いが工夫も必要である。そのため，料理の様式（和食・洋食・中華）や主食（こめ，パン，めん類など）と主菜（肉類，魚介類，卵類，豆類など）の組み合わせ方，使用する食材料や調理法（焼く，揚げる，煮る，蒸す，炒めるなど）に変化をつけるなど，利用者の満足度を高めるように工夫する。さらに献立内容に，**旬の食材料**や**行事食**を取り入れることで季節を感じられるようにしたり，使用する食材料や料理，味付けに変化をつけたりと，利用者にとって給食が楽しみとなるような配慮も必要である。行事食は，日々の給食に変化をつけるだけではなく，利用者にとって季節を感じられる重要な要素となる。そのため，施設や利用者の特徴や地域性などを考慮し通常とは異なる特別感を演出できるようにするとよい。

期間献立は，食事としてのおいしさ，料理の量や味付けや見た目の満足度，調理形式や調理法の重複がないかなどを十分に考慮する。そのうえで，1食または1日ごとに極端な過不足がなければ，単位となる期間内で給与栄養目標量や食品構成表にあわせるように考えると献立作成を効率的に進めることができる。献立作成時の注意点と料理例を表3-8，重量目安を表3-9に示した。

表 3-8　献立作成時の注意点

- 調理形式（和食，洋食，中華など）の重複や連続を避ける。
- 同じ料理や食材料ができるだけ重複しないように工夫する。
- １食の中で，調理方法（焼く，揚げる，煮る，蒸す，炒めるなど）が重複しないようにする。
- 季節感，価格などにも配慮する。
- 適温給食を考慮する。
- 大量調理に向かない献立は避ける。（例）オムライス，フカヒレスープ など
- 食中毒の危険性がある献立を避ける。（例）おからの炒り煮，いり豆腐，刺身 など
- 調理作業人員や調理作業時間を考慮する。
- 献立の全体重量や各料理の重量，食塩相当量が適切な量になっているか確認する。
- 献立名はわかりやすい名前にする。（例）わかめと豆腐のみそ汁，にんじんのグラッセ など
- 献立表の記入は，主食，主菜，副菜（１～２品），汁物，デザートの順に記載する。
- 献立表は料理ごとに手順に従って記入するが，重量の多い順に記載する。その際に，別に調理する食材料や下味をつける食材料は，括弧でくくる。

表 3-9　重量の目安（料理別）

	調理法	食材料の重量
主　菜	切り身	60 ～ 80 g
	炒め物 煮物	150 ～ 200 g
副　菜	かさが減らない材料 （きんぴらごぼうなど） （かぼちゃの煮物など）	 40 ～ 60 g 50 ～ 80 g
	かさが減る材料 （青菜のお浸しなど）	 60 ～ 100 g
汁　物	だし汁	130 ～ 150 g
	具	10 ～ 50 g
デザート	寄せ物，ゼリー など	60 ～ 100 g

演習３ ▶ 期間献立を作成する (p.34，35)

期間献立の作成方法は，①～③の順番で行うとよい。

① 主食を決める。行事食，こめ（ごはん）以外の日を先に決めると立案しやすい。

＊演習３では主食は配分済み。

② 料理形式，主菜のたんぱく質源の配分と献立名を決める。

＊演習３では，「形式」と「食材料」に○がついているため，これらにあった「調理法」と「献立名」を決める。

③ 主食，主菜にあわせて副菜・その他（汁物，デザート）を決める。

4）予定献立表

1 回の食事を単位とする料理や食材料の組み合わせの予定段階を示したものが**予定献立表**である。期間献立を作成後，料理や食材料，調味料などに偏りがないよう配慮しながら予定献立を作成する。予定献立表は，栄養価計算をするためだけではなく，発注や作業指示書を作成する資料となる。そのため，献立名，使用食材料，調味料，食品形態，調理方法などをすべてわかるように記載することが重要である。また，給食の提供は，この予定献立表に基づいて実施される。実施している際に変更があった場合は，予定献立表に赤字などで修正や訂正を行い，実施後に**実施献立表**として保管する。第 4 章 計画 1 予定献立表の作成（p.83 ～）は，献立名と表 3-10 に示す 3 つの項目から構成されている。

表 3-10　3 つの項目

項目名	記載事項
献立作成の作業項目	献立作成時や食材料を発注するための食材料名と調理作業指示書を用いた 1 人分の純使用量
発注のための作業項目	廃棄率，1 人分と食数当たりの総使用量，予定食材料費
できあがり量を栄養価計算する項目	栄養価計算用（調理後）の食材料名 重量変化率，重量変化後の純使用量

この献立表の特徴は，**献立作成時の純使用量**，**発注時の総使用量**，**重量変化後の純使用量**が 1 枚のシートで完結することである。1 枚にすることで，食材料の流れを把握することができ，下処理などで使用する調味料の発注や予定食材料費の算出もれを防ぐ。

5）栄養価計算

調理後の食材料の重量や日本食品標準成分表（以下，食品成分表）に記載された調理方法や重量変化率を考慮した食材料を正しく食品成分表から選択して栄養価計算を行うと，調理による成分の損失や増加などを考慮した，実際に提供した食事や料理のエネルギー・栄養素の値に近くなり，栄養評価においても精度が向上する。算出する際は，献立表に記載された食材料を正しく食品成分表から選択すること，食材料の調理前後のどの量を使用して計算をするかを正しく判断する必要がある。食品成分表の食材料の名称は，学術名または慣用名であるため，日常的に広く使われている別名や市販の名称などは「備考欄」を確認する。また，献立に併記するレシピに示されているのは，料理をつくるための重量であり，摂取する重量ではないことも念頭に入れて計算を行う必要がある。

献立は，エネルギー・栄養素の値を算出し，食事摂取基準（利用者の給与栄養目標量）と比較することで評価する。そのためには，栄養価計算を正確に行う必要がある。結果の精度を高めることは，献立評価を行うだけではなく献立表の食事計画の質を高めることにもつながる。

①　栄養価計算に使う重量を知る

○購入量，発注量，総使用量（廃棄率を含む重量）

○献立表に記載の重量，料理するときに使用する食材料の重量，1 人分の純使用量（廃棄部位を除去した調理前のもの）

演習３　期間献立の作成

①〈主食の配分〉

一例として，下記の欄にごはん９回，パン２回，めん類１回を分配（１回量は p.81 演習２献立作成基準に記載）

主食	１日目	２日目	３日目	４日目	５日目	６日目
	ごはん	パン	ごはん	ごはん	ごはん	ごはん
	７日目	８日目	９日目	10日目	11日目	12日目
	ごはん	ごはん	ごはん	パン	めん類	ごはん

②〈主菜のたんぱく源の配分と献立名を決める〉

形式は主食にあうものとし，和食４回・洋食４回・中華３回・その他(多国籍など）１回とする。食材料は，肉類４回，魚介類４回，卵２回，大豆製品２回に振り分ける

形式にあう調理方法「焼く・揚げる・煮る・蒸す・炒める・その他（　　　　）」を○で囲み，献立名を決定する（１回量は演習２献立作成基準に記載）

主菜	１日目	２日目	３日目	４日目
	形式：和・洋・中・その他	形式：和・洋・中・その他	形式：和・洋・中・その他	形式：和・洋・中・その他
	食材料（肉・魚・卵・大豆製品）	食材料（肉・魚・卵・大豆製品）	食材料（肉・魚・卵・大豆製品）	食材料（肉・魚・卵・大豆製品）
	調理法：焼・揚・煮・蒸・炒め・その他	調理法：焼・揚・煮・蒸・炒め・その他	調理法：焼・揚・煮・蒸・炒め・その他	調理法：焼・揚・煮・蒸・炒め・その他
	献立名：かれいの煮つけ	献立名：	献立名：	献立名：
	５日目	６日目	７日目	８日目
	形式：和・洋・中・その他	形式：和・洋・中・その他	形式：和・洋・中・その他	形式：和・洋・中・その他
	食材料（肉・魚・卵・大豆製品）	食材料（肉・魚・卵・大豆製品）	食材料（肉・魚・卵・大豆製品）	食材料（肉・魚・卵・大豆製品）
	調理法：焼・揚・煮・蒸・炒め・その他	調理法：焼・揚・煮・蒸・炒め・その他	調理法：焼・揚・煮・蒸・炒め・その他	調理法：焼・揚・煮・蒸・炒め・その他
	献立名：	献立名：	献立名：	献立名：
	９日目	10日目	11日目	12日目
	形式：和・洋・中・その他	形式：和・洋・中・その他	形式：和・洋・中・その他	形式：和・洋・中・その他
	食材料（肉・魚・卵・大豆製品）	食材料（肉・魚・卵・大豆製品）	食材料（肉・魚・卵・大豆製品）	食材料（肉・魚・卵・大豆製品）
	調理法：焼・揚・煮・蒸・炒め・その他	調理法：焼・揚・煮・蒸・炒め・その他	調理法：焼・揚・煮・蒸・炒め・その他	調理法：焼・揚・煮・蒸・炒め・その他
	献立名：	献立名：	献立名：	献立名：

③〈副菜・その他のメニューを決める〉

主に野菜類やいも類，海藻類，きのこ類，乳製品を使ったメニューを考える

		1日目	2日目	3日目	4日目
副菜	献立名	野菜のお浸し			
	食材料	こまつな　もやし　しいたけ だし汁　しょうゆ			
汁物	献立名	根菜汁			
	食材料	大豆　にんじん　れんこん こんにゃく　ごぼう　だし汁　みそ			
デザート	献立名	みかん			
	食材料	みかん			
		5日目	6日目	7日目	8日目
副菜	献立名				
	食材料				
汁物	献立名				
	食材料				
デザート	献立名				
	食材料				
		9日目	10日目	11日目	12日目
副菜	献立名				
	食材料				
汁物	献立名				
	食材料				
デザート	献立名				
	食材料				

＊主菜のつけあわせは副菜に記入。デザートは必要に応じて設定。

○調理後の食材料重量

- 栄養価計算は「調理後の食材料重量」を使って計算。
- 生で食べる食材料は，献立表に記載されている純使用量を使用。
- 液状食品は，容量を重量に変換した値を使用。
- 加熱調理食品は，献立表の重量に食品成分表の重量変化率を乗じ100で除した値（献立表の重量 × 重量変化率 ÷ 100）を使用。

② **栄養価計算に使用する食材料を食品成分表から選択する**

- 食材料の選択に迷ったら，食品成分表の備考欄や，食品群別留意点を確認。
- 食品成分表に掲載のない食材料は，学名がわかればそれに近いものを選ぶ。また備考欄には，市販で使用されている名称が記載されていることもある。それでも不明の場合には，調理方法や見た目，季節などが似た食材料を選ぶ。

③ **栄養価計算した後の数値を整える**　計算した数値の有効数字は，食品成分表にあわせる。単位も忘れずに記入する。

④ **栄養計算ソフト**　栄養価計算は，食品成分表から各エネルギー・栄養素の値を探し，手計算で行うことが多い。しかし，近年では，栄養計算ソフトを用いて行うことも増えてきている。栄養計算ソフトを選ぶときの留意点として，食品成分表のデータの信頼性が高く，最新の情報が使用されており，計算方法が正しいソフトを選択することが必須である。また，計算を行う際に，食材料の選択とその重量の入力を正確に行い計算結果を得る。栄養計算ソフトを使用することで，作業効率が短縮化され，食材料の選択ミスや入力ミスがなければ正確に栄養評価ができる利点がある。

⑤ **実際の摂取エネルギーおよび栄養素量の把握（食事調査など）**　献立のエネルギーや栄養素量は提供したものであり，摂取されたものではない。摂取エネルギーおよび栄養素量は，食前と食後の重量を量り，その重量を用いて計算を行う。

6）食事・献立管理の評価方法

対象者の栄養アセスメントから栄養・食事計画が立案され，それらに基づいて利用者へ食事を提供するために，食材料の調達，調理・食事サービスなど，一連の給食の運営が実施される。そして，給食の実施後に結果を検証（Check）し，計画の見直しや改善などに反映させることがPDCAマネジメントの評価となる。献立の評価には多くの種類があり，個々の評価にはそれぞれ異なる目的があるため，それらの結果を総合して判断することになる。具体的には，食事を提供する側の主観的評価と，食事をした利用者側の客観的評価，行政による評価がある。これらの評価指標を基に総合的に分析して計画を見直し，次の栄養・食事計画に反映させることで利用者に見合ったものへと改善する（表3-11）。

料理の調理方法や提供方式などは，給食施設のオペレーションシステム（給食の生産・提供システム）を考慮して決められるため，献立はオペレーションシステムの影響を受ける。さらに献立は，給食の運営や経営に対する品質評価項目のひとつでもある。

献立作成では利用者のニーズが考慮されるため，献立表は満足度調査を評価する際の指標にもなる。例えば，利用者アンケートにおいて満足度が高い献立は，「よい献立」と評

表 3-11　評価の種類と対象

評価の種類	提供者側	栄養評価（予定献立表，実施献立表，栄養出納表 など） 食材料評価（原価計算，損益分岐点分析，ABC 分析 など） 品質評価（検食，調理工程の衛生管理 など） 顧客管理・マーケティング評価（利用者満足度調査，お客様アンケート，嗜好調査，残菜調査，ABC 分析 など） 生産性の評価
	利用者側	嗜好調査，残食調査など，聞き取り調査，利用者とのコミュニケーション
評価の対象		料理：味（濃淡，おいしい・まずい），盛付け，量，季節感 献立：組み合わせ，栄養・食材料のバランス，価格 調理作業指示書：作業手順，方法，調味，テクスチャー，温度，風味 サービス：喫食環境，態度，サービス方法 その他：衛生，安全性，異物混入

価することができる。一方で，満足度が低かった献立は，何が原因かを究明すると同時に，献立内容の見直し（料理の組み合わせや使用食材料の見直しなど）の改善対策を考える。

給食では，大量調理を継続的に行うため，献立表は給食運営には欠かせない帳票である。献立計画が給食運営の計画書となり，次いで調理作業指示書へ展開される。栄養・食事計画に基づき，献立表に適正な食材料の種類と量を用い，利用者の嗜好・食材料費・調理従事者・施設設備を考慮しながら，献立作成をすることが重要である。例えば，献立作成者と利用者が互いにチェックリストなどを用いてチェックを行いながら，客観的かつ総合的に行うとよい（p.38 図 3-4）。双方の評価により，満足度と完成度がともに高くなった献立は，献立リストにファイルし，サイクルメニューなどに発展させると，より作業効率が向上するため，各施設において，献立リストを作成，蓄積し，活用する。

評価を行うことで，利用者に対し望ましい献立作成や，適切な献立管理を継続的に実施することができる。これは，利用者に望ましい食事を理解してもらうために重要である。すなわち，望ましい食事を継続的に提供し，喫食してもらうことは，利用者自身が必要な食材料の種類と量を知り，適切な食事を理解することにつながり，健康の保持・増進に結びつく。

①　食事提供者側の評価

Ⅰ）予定献立の評価

給与栄養目標量や利用者にあわせた嗜好，要望に基づいて作成されているかを確認する。実施に先立って給食の内容をチェックすることにより，問題の発生を未然に防ぎ，利用者の期待に応える効果的・効率的な給食の運営に寄与する。

栄養的，経済的，調理作業工程，季節感および地産地消，食材料や料理の組み合わせ，献立の変化，給食との相性などの観点から評価する。

Ⅱ）実施献立の評価

予定献立および実施献立の給与栄養量と給与栄養目標量を確認する。栄養素のエネルギー比率の確認と栄養バランスの適正の判断を行う。

1 食ごとに給与栄養目標量にあわせることは難しいため，1 日あるいは一定期間で

食事提供者側（献立作成者）チェックリスト

- □ 食品構成をほぼ満たしている
- □ 朝食・昼食・夕食のバランスが適切である（1日分の献立の場合）
- □ 利用者の嗜好を満たしている
- □ 食材料，味，料理に季節感およびバラエティ感がある
- □ 予算内に収まっている
- □ 調理時間および配分が適切である（人員，調理器具，調理過程，配膳時間）
- □ 盛付けイメージが適切である（美しさ，分量，器など）
- □ 適時適温で提供できる
- □ 衛生管理（作業区域，調理工程，温度，時間など）がきちんと考慮されている
- □ 調理後のごみ，後片付けを適切に行うことができる
- □ 利用者の感性を考慮した適切な媒体がある

⟷

利用者アンケート（チェックリスト）

- □ 盛付けイメージが適切である（美しさ，分量，器など）
- □ 食事量は，個々の料理で適量である
- □ 朝食・昼食・夕食のバランスが適切である
- □ 味，料理に季節感およびバラエティ感があり嗜好にあっている
- □ 料理の硬さ，飲み込みやすさなど，テクスチャーが嗜好にあっている
- □ 喫食時間内に食べ終えることができる
- □ 安全・安心して食べることができる
- □ 適時適温で提供できている
- □ 適切な価格設定である
- □ 廃棄部が除去されていたか，廃棄部の廃棄が容易である
- □ 媒体は読みやすく，理解しやすいものである

図3-4　献立チェックリスト（例）

調整する。また，利用者の嗜好も考慮すると目標量内に収めることは難しいこともある。そのため，給与栄養目標量に近くなるよう数値や献立内容を確認し，次の献立作成時に調整，改善を行う。

Ⅲ）栄養出納表による評価

栄養出納表は，ある一定期間内において，利用者１人１日当たりの食品群別の食材料使用などを記録した表である。給与栄養目標量や食品構成と比較して（食品構成に見合っているか，栄養的に問題がないか，適正な栄養量が給与されたかどうか）評価する。

Ⅳ）検食による評価

検食は，調理後利用者に提供する前に，責任者が，栄養面，衛生面，嗜好面，経済面，調理面などについて，調理計画通りの食事であることを総合的に点検するために行う。結果は検食簿に記録して改善の資料とする。

Ⅴ）利用者の栄養状態の評価（再アセスメント）

栄養アセスメントの項目について，変化や達成度を確認する。計画との間に差があるときには，提供した食事を見直し，改善する。

Ⅵ）食習慣の評価

栄養教育によって，利用者に正しい知識が身につき，行動に変化がみられ，望ましい食行動や食習慣に結びついているのかなどを評価する。

② **利用者側の評価**　利用者を対象とした満足度調査や残菜調査（喫食量調査）などを定期的に実施し，提供した食事の満足度，摂取状況，嗜好などを把握する。喫食率の高い食事を提供し，高い満足度が得られたかは，食事の品質に大きくかかわる。調査結果から原因を解明することができれば，献立や調理などに反映して改善していく。

③ **行政による評価**　年に1回もしくは2回，栄養管理報告書の提出が求められており，栄養管理の実施状況を評価する。栄養管理報告書の内容によっては，都道府県から指導や助言が行われる。

3. 食材料管理

給食における食材料管理には，予定献立に沿った使用食材料の決定，購入計画，発注，納品・検収，保管・出納，調理，評価がある。食材料管理を適切に行うことは，おいしい給食を提供するだけではなく，衛生管理，コスト管理の面からも非常に重要である。

(1) 原　　価

原価とは，製品の製造，商品の販売，サービスの提供などの経済行為によって消費された財貨や労務費を金額で表したものである。給食では，給食の実施に必要な材料費（食材料費など），人件費および経費（施設・設備費，水光熱費など）をいう。

製品，商品あるいはサービスの1単位当たりの費用を計算することを**原価計算**といい，材料費，人件費，経費などの給食にかかる費用を生産された食数で割ることによって計算できる。献立作成後，その献立が予算内で提供できるかを検証する必要がある。そのため，献立を作成したら，予定食材料費を算出する。

〔予定食材料費の求め方〕

① **原価表や価格表を用いる場合**

予定食材料費 ＝ 原価表の金額 ÷ 原価表のkg単価（g単価）× 総使用量

② **試作時の購入金額を用いる場合**

予定食材料費 ＝ 試作時購入金額 ÷ 試作時購入重量 × 総使用量

予定食材料費が予算と比べて高いまたは低い場合は，その要因を検証し，改善案を検討する。要因としては，使用する食材料の種類や部位，質，重量，産地，購入形態，季節などが考えられる。食材料の変更や，使用する食材料数の増減，購入形態の変更などが可能か検討する。また，試作時には予算内に収まっていても，天候により価格が変動しやすい食材料には注意が必要であり，試作時期と実施時期がずれる場合には季節による変動も考慮する。

(2) 発 注 計 算

予定食材料費の検証ができたら，予定献立表に基づいて必要とする食材料の量を決定し，業者に注文する。発注量は，予定献立表において使用する各食材料の1人当たり純使用量に廃棄量を加算し予定食数を乗じて求める総使用量に，保存食などの分を加えたものとなる。食材料の個数が調理や盛付けに関係するものは，個数も算出する。その場合，個数とあわせて食材料の規格（1個の重量やサイズ）も決定しておく。

〔総使用量の求め方〕

総使用量 ＝ 1人分の純使用量 ÷ 可食部率※ × 100 × 予定食数

※可食部率とは，食材料の皮や根などの不要な部分（非可食部）を取り除いた重量を百分率（%）で示したもの。食品成分表などの廃棄率の値を使用する場合は，「可食部率 ＝ 100 － 廃棄率」で求めることができる。

演習４ ▶食材料発注量と重量変化率の計算の手順

演習４の計算方法は次の①～③の順番で進める。

① 各食材料の１人分の**総使用量（③）**を求める

１人分の純使用量 ÷ 可食部率 × 100

② 各食材料の食数分の**総使用量（④）**を求める

１人分の総使用量 × 食数（提供人数または試作食数）

※算出した値は切り上げる

③ **重量変化後の純使用量（⑦）**を求める

１人分の純使用量（①）×重量変化率（⑥）÷ 100

(3) 食材料発注伝票の作成

発注量集計表を用いて，発注先の業者ごとに発注品目と発注量を決定する。その後，発注量集計表を基に，発注先の業者ごとに発注伝票を作成する。

実際の発注の際には，計算で求めた総使用量に保存食などの必要な分を加えたうえで，その食材料の包装単位を参考に発注量を決定する。個数で発注するものについては，個数とともに１個の大きさなどの規格も書き添えるとよい。また，調味料や乾物などの貯蔵食品については，在庫量を確認してから発注するようにする。発注伝票には，食材料名，発注量，規格，発注日，発注者，納品日時などを明記し，業者に依頼する。

(4) 検　　収

検収作業では，業者から納品される食材料が発注通りであるか，業者の立会いのもと検収責任者が発注伝票の控えと納品書を照合し，納品された食材料の重量，品温（表面温度）（表 3-12），外観・色合い・においなどからの鮮度の判断，包装状態の確認，害虫・異物混入の確認を行い，検収記録表に記録する。生産地や期限表示があるものについては，それらも確認を行い記録する。検収時に異常品があった場合は業者に返品・交換を依頼する。同じ食材料での交換品がない場合は代替の食材料を準備し，献立の変更を速やかに行う。

表 3-12　食材料の保存温度（運搬時を含む）

食品名	保存温度
バター・チーズ	15 ℃以下
生鮮果実・野菜	10 ℃前後
食肉	10 ℃以下
食肉製品	
魚肉ソーセージ，魚肉ハム	
殻付き卵	
乳・クリーム	
マーガリン	
生鮮魚介類	5 ℃以下
冷凍食品	－ 15 ℃以下

出典）大量調理施設衛生管理マニュアル，2017より

検収をスムーズに進めるためには，検収記録表にあらかじめ発注量集計表または発注伝票を参考に食材料名と総使用量を記載し準備しておくとよい。また，検収記録表には，検収時刻および検収室の室温も忘れずに記録する。

演習 4　食材料発注量と重量変化率の計算

下記の③，④，⑦（　　の部分）の項目を計算してみましょう

年　月　日（　）　クラス：　　　　班：　　　　担当者：

担当教員

食数 40 食

	献立作成の作業項目（献立作成時の数値を記載）	調理作業指示書の数値	食品成分表の数値	発注のための作業項目（献立作成時データから発注量を求める） 発注時の総使用量	発注量		できあがり量を栄養価計算するための項目（重量変化後の純使用量を求める） 喫食量（栄養価計算資料）			※個数での発注や指定規格など
献立名	食材料発注用の食材料名（調理前の食材料名）	①1人分の純使用量（可食量） 調理前の生重量 (g)	②廃棄率 (%)	③1人分の総使用量（使用量） (g)	④(40)食分総使用量（使用量） 発注時の重量 (g)	⑤予定食材料費 (円)	栄養価計算用食材料名（調理後の食品名）	⑥重量変化率 (%)	⑦重量変化後の純使用量 調理後の重量 (g)	⑧調味%・備考（規格など）
ごはん	こめ（水稲・精白米）	70				1368.0	こめ（めし・精白米）	210		
	水	91				0.0				こめの重量の 1.3 倍
タンドリーチキン	若どり・もも（皮つき）-生	90				3017.3	若どり・もも（皮つき）-焼き	61		1 切れ 90 g
	食塩	0.6				2.6	食塩	100		肉の 0.9 %塩分
	ヨーグルト（全脂無糖）	5				102.6	ヨーグルト（全脂無糖）	100		
	マヨネーズ（全卵型）	5				128.6	マヨネーズ（全卵型）	100		
	カレー粉	0.3				37.2	カレー粉	100		
	トマトケチャップ	1.5				2.3	トマトケチャップ	100		
(つけあわせ) にんじんのグラッセ	にんじん・根（皮つき）-生	30	10			450.0	にんじん・根（皮むき）-ゆで	87		
	水	30				0.0	水	100		
	有塩バター	2				141.8	有塩バター	100		
	車糖・上白糖	2				19.9	車糖・上白糖	100		
	食塩	0.2				0.4	食塩	100		
ブロッコリー	ブロッコリー・花序-冷凍	30				830.4	ブロッコリー・花序-ゆで	110		
	食塩	0.1				0.4	食塩	100		
かぼちゃの煮物	西洋かぼちゃ-冷凍	100				1984.0	西洋かぼちゃ-ゆで	98		
	こいくちしょうゆ	5				84.6	こいくちしょうゆ	100		かぼちゃの 0.7%塩分
	車糖・上白糖	4				39.8	車糖・上白糖	100		かぼちゃの 4%糖分
	水	40				0.0	かつお・昆布だし	100		
	かつお・昆布だしパック	1.3				0.6				かつお・昆布だしパック（40 人で 1 P（52g））
リンゴのコンポート	りんご（皮つき）-生	90	6			3020	りんご・皮なし・生	100		1 個 1/8 切れ　20 個
	水	9				0.0	水	100		
	車糖・上白糖	9				89.6	車糖・上白糖	100		
				予定食材料費合計		11320.2 円				
				一人当たりの予定食材料費		283.0 円				

コラム　「検収時の異常品の例とその対応」

例１:「納品されたたまねぎに傷んでいるものが混ざっていた」

① 傷んでいるたまねぎを除き，不足する重量を確認する。

② 調理時間に間に合うタイミングで交換分の納品が可能かを確認し，可能であれば交換を依頼する。

③ 不可能な場合，不足のまま調理を進めるか，手配可能なほかの食材料で不足分を補填するかを検討し，傷んでいるたまねぎは業者に返品する。

例２:「納品されたアジの品温が 15 ℃だった」

① 調理に間に合うタイミングで交換分の納入が可能かを確認し，可能であれば交換を依頼する。

② 不可能な場合，代替の魚で納品が可能なものがあるか業者に確認し，アジは返品する。

③ 代替の魚が準備できない場合は，アジは返品し，大幅な献立の変更も含め対応を検討する。

(5) 廃棄率調査

食材料の下処理で皮，根，芽などの不要な部分（非可食部）の分量を百分率（％）で示したものを**廃棄率**という。ここでは廃棄率調査表に非可食部を除去する前の使用量および廃棄量を記録しておき，実習後に廃棄率を求める。

廃棄率 ＝ 廃棄量 ÷ 総使用量 × 100

算出した廃棄率と食品成分表に記載されている廃棄率を比較し，食品成分表の値より著しく異なる場合は，その原因と必要であれば対策を検討する。廃棄率が変動する要因としては，食材料の大きさ，鮮度，生産の季節，作業員の切り方や技術力などが考えられる。

(6) 食材料費日計表

実施献立に対し，実際の食材料費を日ごとに算出した表を食材料費日計表という。食材料ごとの購入重量と購入金額より「kg 単価」または「100 g 単価」を算出し，総使用量を乗じて使用金額を求める。すべての食材料の使用金額を合計したものを食数で除したものが１人当たりの金額となる。

〈kg 単価を用いる場合〉

kg 単価 ＝ 購入金額 ÷ 購入重量(kg)

使用金額 ＝ kg 単価 × 総使用量(kg)

〈100 g 単価を用いる場合〉

100 g 単価 ＝ 購入金額 ÷ 購入重量(g) × 100

使用金額 ＝ 100 g 単価 × 総使用量(g) ÷ 100

予定食材料費と実施食材料費を比較し，差が大きい場合はその要因を検証する。様々な条件によりやむを得ない場合もあるが，天候などにより変動しやすい食材料を認識し，その対応を考えておくことで対処できることもある。また，発注者と納入業者との間に行き違いがあった場合は，発注伝票の書き方などを検討する対応が考えられる。

(7) 食材料管理の評価

実際の食材料費が適正であるかを評価する。予算より高いまたは低い場合はその要因を検証し，改善策を検討する。また，食材料費が予算内に収まっていても，その内訳を検証することで使用食材料の見直しが可能となり，給食の品質向上につなげられる。

食材料日計表で算出した使用金額を用いて，主食，主菜などの料理区分ごとの食材料費全体に対する占有率の検討ができる。一般的には，各料理にまんべんなく食材料費を使った献立よりも，主菜に重点を置いた献立の方が利用者の満足度は高くなりやすい。

また，食材料日計表で算出した使用金額を用いて，**食材料費のABC分析**を行うことができる。食材料費をABC分析するための手順を下記に示す。

① 食材料費全体に対する使用金額の占有率が高い順に食材料を並べ，各食材料の占有率を上から順にたして累積構成比を求める（表3-13）。

② 累積構成比によって食材料をABCにグループ分けする。表3-13では，0～75%をAグループ，75～95%をBグループ，95～100%をCグループとした。

表3-13 食材料費のABC分析

食材料名	使用金額（円）	占有率（%）	累積構成比（%）	ABCグループ*
りんご	3461.8	30.49	30.49	A
鶏もも肉	2235.0	19.68	50.17	
かぼちゃ	1984.0	17.47	67.64	
精白米	1368.0	12.05	79.69	B
ブロッコリー	830.4	7.31	87.00	
にんじん	540.6	4.76	91.76	
かつお・昆布だし	245.2	2.16	93.92	
砂糖	189.2	1.67	95.59	C
有塩バター	141.8	1.25	96.84	
マヨネーズ	128.6	1.13	97.97	
ヨーグルト	102.6	0.90	98.87	
うすくちしょうゆ	84.6	0.75	99.62	
カレー粉	37.2	0.33	99.95	
食塩	3.4	0.03	99.98	
トマトケチャップ	2.3	0.02	100.00	
合計	11354.7	100.0	—	—

＊累積構成比 0~75%：Aグループ，75~95%：Bグループ，95~100%：Cグループ

③ ABC分析図を作成して可視化する（p.44 図3-5）。

ABC分析図は，使用金額の占有率が高い順に棒グラフを作成し，次に，累積構成比を折れ線グラフで描くことで作成できる。食材料費を下げることを検討する場合は，まず**Aグループ**に着目し，食材料の単価または食材料そのものの変更を検討する。Aグループでの変更が難しい場合はBグループに着目する。Cグループの食材料は使用金額の占有率が低いため，変更を検討しても費用を下げる効果は小さい。具体的な検討例をコラムに示す。

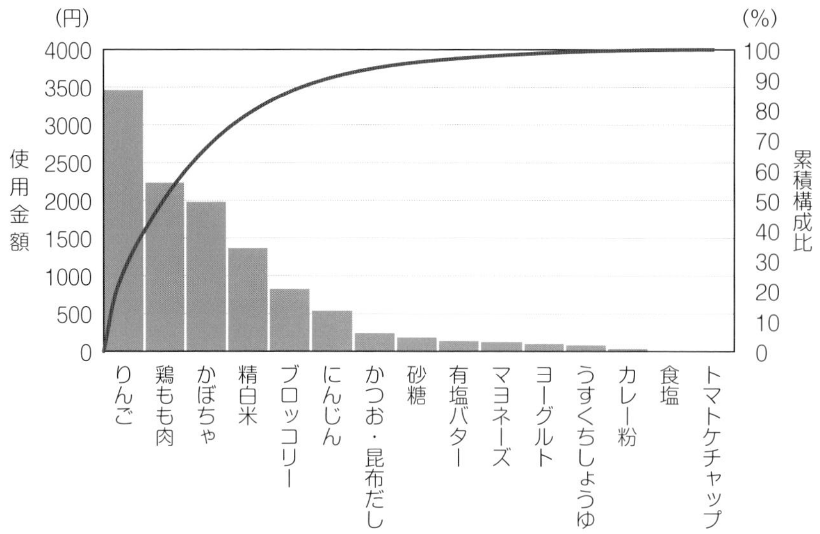

図 3-5　ABC 分析図

コラム　「ABC 分析の検討（例）」

① 献立は，ごはん，タンドリーチキン，にんじんのグラッセ，ブロッコリー，かぼちゃの煮物，リンゴのコンポートであり，これらの食材料の ABC 分析を行った。

② 分析結果は表 3-13 となり，A グループにはりんご，鶏もも肉，かぼちゃが分類され，これら 3 つの食材料で食材料費全体の 67.6%を占めていることがわかる。
（図 3-5 は表 3-13 をグラフに表したものである。）

③ 食材料費を下げることを検討する場合，A グループに分類された食材料に注目する。本献立の場合，次のような改善案が考えられるが，食材料を変更することで栄養価に過不足が生じないか，作業工程や衛生管理に無理が生じないかもあわせて検証する。

〈改善案〉
・コンポートのりんごをもう少し安価な果物に変更する
・タンドリーチキンの鶏もも肉を鶏むね肉に変更する
・煮物のかぼちゃの重量を減らし，その分ほかの安価な野菜を追加して炊き合わせにする

4. 生産管理・品質管理

生産管理（調理）は，予定献立に示された品質管理項目〔エネルギーおよび栄養素・味・温度・形態・盛付け（外観・量）など〕を提供時刻までに効率よく，衛生・安全面に留意して適正価格で調理・提供する業務である。それらを遂行するためには，調理工程表（調理作業指示書）と作業工程表が必要となる。

学内実習の品質管理は，設計品質として，献立表や調理工程表（調理作業指示書），作業工程表に示されている栄養管理，生産管理，衛生・安全管理などが適切に実施されているかどうか確認することが重要となる。

(1) 調理工程表（調理作業指示書），作業工程表・作業動線図について

1）調理工程表（調理作業指示書）

調理工程表（調理作業指示書）とは，食材料が作業員や設備機器類を介して料理に変換される生産活動の過程を示した表である。食材料の下処理から料理のできあがりまでの過程を，わかりやすく標準化して示す必要があり，調理方法と調味パーセントは必ず記す。表 3-14 を参考にすべての作業に抜けがないよう示す。また，表 3-15（p.46）の作業工程表の事項を参考に，予定が変更になっても調理従事者が同様な調理が行えるように，標準化した帳票作成に努めなければならない。実際の現場では，生産管理に慣れたプロが実施しているため，簡易な工程表が多いが，学内実習においてはていねいに書き込みをしていかなければならない。調理方法は，下処理，主調理，盛付けに区分して考えるとよい。

[下処理] 主に洗浄，消毒，切さい，浸漬，皮剥，成形，解凍

[主調理] 一部切さい，解凍，加熱調理，急冷，冷菜調理の混合

[盛付け] 冷菜調理の混合，盛付け，できあがり料理および盛付け料理の保管
（保温 65 ℃以上，保冷 10 ℃以下）

表 3-14　生産管理による調理工程の分類と例

分類		作業の特徴	例
主体作業	主作業	直接食材料が料理になるまでの調理作業全般	洗浄，切さい，加熱，調味，盛付け など
	不随作業	主作業を行うため前後，途中でどうしても必要な作業	加熱機器の始動，停止作業，食器の準備 など
付帯作業	準備・後始末作業	主体作業を達成するための準備・後始末作業	準備作業：器具の準備・調理台の消毒 など 後始末作業：器具の後片付け，掃除 など
	運搬作業	主体作業を達成するための運搬作業	食材料の運搬 など

出典）朝見祐也 ほか編著：N ブックス新版改訂給食経営管理論，建帛社，p.105，2025.

2）調味パーセントについて

調味濃度のことを**調味パーセント**（以下，調味％）という。調味％は，食材料の大きさや表面積，成分，加熱調理操作中の温度変化などの調理操作や食材料，調理機器に応じた必要な水分量の違い，調理から喫食までの時間や保温条件などにより変化しやすい。したがって，設計品質で示された味に調整するためには，調味％として数量化することが求められる。すなわち，**調味％**とは，食材料の重量に対する調味料の割合を％で表したもので，主に塩分と糖分の割合（％）を表すことが多い。

$$\text{調味パーセント（\%）} = \frac{\text{調味料の重量（g）}}{\text{食材料の重量（g）}} \times 100$$

$$\text{調味料の重量（g）} = \frac{\text{食材料の重量（g）} \times \text{調味パーセント（\%）}}{100}$$

塩分％の場合，**「調味料の重量 ＝ 食塩相当量」**である。料理別に調味％を求め，塩分％は，主菜は約 0.8 ～ 1.5％，副菜は約 0.5 ～ 1％，汁物は約 0.8％とすることが多い。

表 3-15　標準化すべき調理工程表，作業工程表の事項

作　業	標準化すべき事項
調理工程表 ・ 作業工程表	・調理工程表を作成し，調理方法，調味%を記し，調理作業の手順を標準化する ・作業工程表を作成し，時間軸でどの区域で誰が何を担当するのか，明らかにし，HACCP の CCP も標準化する
機器のマニュアル	マニュアル作成によって，機器の使用が標準化される
洗　浄	食材料ごとの重量（kg）当たりの目標時間を決定しておく
切さい	・手切りと機械切りを使用する場合は時間と廃棄率などが異なるのでそれぞれ目標時間・切り方を決定しておく ・切り方をそろえる。繊維に対しての向きおよび縦・横・厚さ
下　味	食材料の重量に対する調味料などの調味%および投入時間，投入順序
水切り	料理によって水切り率を（茹で上がり重量，冷却後重量に対して）一定にする。手作業の場合と機器による場合によっても時間および水切り率が異なる
茹でる	鍋に対する水の重量，投入時の温度，１回の投入量，加熱時間
冷　却	・水と冷却機器（ブラストチラー，タンブルチラー，真空冷却器など）を使用する場合は時間と付着水が異なる ・水で冷却する場合は，流水・氷水などを使用するか，冷却機器の場合は，設定温度を決めて，１枚のホテルパン当たりの重量と広げ方を決定しておく
炊　く	洗米時間を一定にし，一釜の量を 80%以下とし，水分量と浸漬時間を一定にする
煮　る	鍋に対する食材料および水分量の適量，各食材料の切り方，重量，投入順序，撹拌の仕方，加熱時間と火を止めた後の鍋の中での余熱を考慮する。また汁物の場合は，保温することで塩分%が上昇することが知られているので，利用者の最初の人と最後の人で味を一定にする工夫（何度かに分けてつくる，だしを加えるなど）が必要である
蒸　す	蒸す温度と時間，食材料の大きさ・厚さ，１枚のホテルパン当たりの食材料重量，機器に１回に投入するホテルパンの数を一定にする
炒める	大量に炒めると放水量は増え，料理の品質が悪くなる。加熱調理の中で，もっとも技術が必要である。そのため，食材の水切りをしっかりとし，鍋に対する１回の投入量，撹拌の仕方を決める。例えば野菜炒めの場合，ニンニクなどの香味野菜は弱火，火力を強めて，火が通りにくいものの順に入れるなどの投入順と火力の順番も一定にする。火の通りにくいものは，別に加熱をする，また色をよく仕上げたい場合は油通しを検討する
焼　く	オーブンやスチームコンベクションオーブンを使用することが多い。温度，スチーム%，切り方，厚さ，１枚のホテルパンへの並べ方，個数，機器に１回に投入するホテルパンの数を一定にする。温度を高くすると調理時間は短くなるが，食材料の水分の蒸発量が多く，縮みやすいため，最後に高温にし，焼き目をつけるなどの機器温度，モードの切り替え時間も決めておく。スチームを入れ，コンビモードにすると内部温度上昇速度が速く，加熱時間の短縮と柔らかく仕上がる
揚げる	フライヤーを使用することが多い。一定温度に調節でき，食材料の切り方と１回の投入量を一定にすれば，比較的，標準化しやすい
和える	生の場合はそのまま，茹でた野菜などは，冷却後のしぼり率を一定にする。和えて提供するまでの時間を極力短くし，一定にする
盛付け	食材料が均一に入るように盛付ける。器のサイズに対する分量もおおよそ決めておく。レードルなども，容量を決めやすいものを用意しておく
廃棄物処理	廃棄物処理について，マニュアル化しておく
準備・掃除マニュアル	準備・掃除方法をマニュアル化しておく
その他の帳票	廃棄率，加熱温度，冷却記録，提供温度を記録し，CCP の確認にも利用する

出典）朝見祐也 ほか編著：N ブックス新版改訂給食経営管理論，建帛社，p.105，2025．を基に著者一部改変

調味%の数値は何に対して計算されているのか，基準設定を知ったうえで使わなければならないため，計算式の「食材料の重量（g）」を確定しておく必要がある（表3-16, 3-17）。そのほか，炊飯時の水の量がこめの何倍か，揚げ物などの衣や油の割合，デザートのゼリー濃度なども忘れずに記入する。

調味は，少量で試作した場合と大量調理では，様々な条件により異なる場合があるため，特に気をつけなければならない。一度に調味料を投入するのではなく，何度かに分けて味見をし，汁のある料理は塩分計を用いて調味していく。特に塩味は，一度濃度が高くなってしまうと，修正することはとても大変である。また，コショウなどは1人分の使用量が0.01 g ～ 0.02 g 程度なので，桁を間違えないよう注意する。

表3-16　調味%の計算に用いる主な料理別食材料の重量・塩分（%）・糖分（%）（一例）

分　類	料理名	食材料の重量	塩分（%）	糖分（%）
主　食	チャーハン	めしの分量	1.2	—
	炊き込みごはん	具とめし（炊いためしに具を混ぜる場合） 具とこめ（こめと一緒に具を炊く場合）	0.5 ～ 0.8	—
汁物 など	具の少なめの汁物	だし汁の分量（味噌汁，すまし汁　など）	0.8	—
	煮上がりに具だくさんの汁物・煮汁を残す煮物	全食材料（生）とだし汁（スープ）の重量（シチュー，けんちん汁，おでん　など）	1.0	—
焼き物	ハンバーグ	全食材料（生）の重量	0.6 ～ 0.8	—
	魚のムニエル	魚（生）の重量	0.8 ～ 1.0	—
	豚肉の生姜焼き	豚肉（生）の重量	1.3 ～ 1.5	1.0 ～ 3.0
	鶏肉の照り焼き	鶏肉（生）の重量	1.3	—
煮上がりに汁気が少ない煮物	魚の煮付け	魚（生）の重量	2 ～ 2.5	1.0 ～ 3.0
	野菜の煮浸し	全食材料（生）の重量	0.8 ～ 1.2	1.0 ～ 3.0
	かぼちゃの煮物	かぼちゃ（生）の重量	0.6	1.0
	にんじんのグラッセ	にんじん（生）の重量	0.5	1.5 ～ 2.0
その他	サラダ	全食材料（生）の重量	0.5	—
	野菜の浸し物	全食材料（生）の重量	0.8 ～ 1.0	—
	野菜の即席漬け	全食材料（生）の重量	1.0 ～ 2.0	—

（東京聖栄大学　実習内数値）

注意事項：食材料の重量は，調味料を除いたものをさす。乾物は戻した重量で計算をする。野菜や魚などは，廃棄物を除いた純使用量で計算する。揚げ物の吸油率は，衣によって異なる（参考：骨付き鶏のから揚げ 1%，サバの竜田揚げ 5%，えび天ぷら 12%；女子栄養大学出版「調理のためのベーシックデータ第6版」）。

表3-17　調味%計算に用いる凝固濃度（%）（一例）

分　類	食材料	液体の重量に対する凝固濃度（%）	備　考
デザート（ゼリー）	粉ゼラチン	1.5 ～ 2.0	糖度や酸の影響で必ずしもこの通りではない
	粉寒天	0.5 ～ 0.8	
	カラギーナン	1.5 ～ 3.0	

（東京聖栄大学　実習内数値）

3）作業工程表

作業工程表は，決められた数量の食事（料理）を設定された時間帯までに高品質に提供できるように，すべての調理作業を経済的かつ効率よく計画的に運営するためにある。時間軸で，どの作業区域で誰が何を担当し，どの大型機器類が稼働しているか，HACCP に基づいた衛生管理が適切に行われているかを理解できるようにする。

4）作業動線図

作業動線図は，作業員や食材料，料理が作業の流れによってどのように移動するか（動線）を表したものである。作業員の動線は短めに，交差や逆戻りがないことが望ましい。これは，作業員による細菌などの二次汚染を防ぐことや，労働管理としてできるだけ疲労を与えないようにすることにもつながる。また，調理工程と同様，わかりやすく表現することである。特に，学内実習では大量調理に不慣れなため，詳細に書く必要がある。

5）提　供　量

給食における料理は，必ずしも予定食数通りに提供できるわけではない。提供量は非常に重要であり，栄養管理に影響する項目である。給与栄養目標量に基づいた予定献立表通りの，エネルギー・栄養素が摂取できているかどうかを確認するためにも大切である。また，原価管理にも影響しており「ムリ，ムダ，ムラ」を出さないよう，利用者が主食などの量を変更する場合を除き，料理はすべて同量盛らなければならない。そのため，1 人分の提供重量（予定）を求める必要がある。

予定１人分重量 ＝（全体の）できあがり重量 ÷ 予定食数

ここで間違いやすいのが，残食重量と残菜重量である。**残食重量**は盛付けの残り（盛り残し）重量で，いわゆる盛付けをした際に残った料理の重量を測定したものである（p.125 実施 6）。

残食重量 ＝ 盛り残し重量 ＋ 売れ残り（提供できずに残った）重量

一方，**残菜重量**は，喫食後に利用者が残した料理ごとの重量である。残菜調査にも関連するため，汁物ならバケツなどにザルを入れておき，具と汁に分別できるようにするなど，準備しておくとより詳細に考察ができる。また，果物など皮をつけて提供した場合も分別できるようにして，把握できるようにしておくとよい。

提供量は「予定 1 人分重量 ≒ 1 人分提供重量 ≒ 1 人分の摂取重量」であることが望ましい。そうでない場合は原因を考察する必要があるといえる。

6）生産管理・品質管理の評価

学内実習の場合，設計品質として作成した帳票（調理・作業工程など）がすべて修正を加えず，終了することはまずないといっても過言ではない。設計品質自体にも実習を終えてみたら，こうしておけばよかったと思われることが多々あるであろう。実際の実習で異なっていた箇所を赤字で修正し，実施前に作成した帳票に改善する点はなかったか考察をする。表 3-18 に主な評価項目と考察する内容を記したので参考にしてほしい。次に，事前に立てた予定（設計品質）と実習終了後の帳票（適合品質）を比較し，考察をする。利用者が食事をどう評価しているか（総合品質）は，利用者アンケートに示されるので，深く考察するためには利用者アンケートにも目を通すとよい。これに検食簿も含めて確認し，総合的な評価を行う。

表 3-18　生産管理・品質管理の評価方法

<table>
<tr><th>評価内容</th><th>要素</th><th>確認する内容</th><th>考察</th></tr>
<tr><td rowspan="2">調理工程表（調理作業指示書）・作業工程表の修正</td><td>設計品質</td><td>調理を左右する要素（従業員の調理技術能力，大型機器類の有無など）の中でもっともよい調理および作業の工程表を作成できたか。</td><td rowspan="2">予定の調理工程表（調理作業指示書），作業工程表と実際の実習での違いを赤字で修正する。修正箇所を見て，よりよい方策はなかったか，特に，切さい方法，大型機器類の使用方法（時間・温度），HACCP に基づいた衛生管理等を確認する。</td></tr>
<tr><td>適合品質</td><td>調理を左右する要素（従業員の調理技術能力，大型機器類の有無など）の中でもっともよい調理工程表，作業工程表通りに再現できたか。</td></tr>
<tr><td rowspan="2">提供重量と残菜重量の相違</td><td>設計品質</td><td>予定給与栄養目標量にあった献立であるか，1 人前の重量が適切な献立であったか。</td><td rowspan="2">予定 1 人分重量と 1 人分提供重量と 1 人分の摂取量がほぼ等しい場合は，総合品質もよいと考えられる。予定 1 人分重量と 1 人分提供重量はほぼ等しいが，1 人分の摂取重量が不足している場合は，必要な栄養量が摂取できていない。その場合，おいしさや予定 1 人分重量（同量に盛付けられているか，適正量だったかなど）について考察する必要がある。</td></tr>
<tr><td>適合品質</td><td>予定給与目標量にあった重量を提供できたか。</td></tr>
<tr><td rowspan="2">調味%の相違</td><td>設計品質</td><td>利用者が好む味付けに作成できたか。</td><td rowspan="2">予定の調味%が，喫食者が好む味付けになっていたか，調理をすることによって，調味%にどのような相違がみられたか（野菜の付着水の影響，絞り方，煮る時間など）また，使用できる食塩相当量は変えずに，料理間で塩分%を変更した料理があれば，なぜそうしたのか，そのほか，利用者アンケート，検食簿とともに考察する。</td></tr>
<tr><td>適合品質</td><td>予定の味の濃度に再現できたか。</td></tr>
<tr><td rowspan="2">外観，形状，温度などの相違</td><td>設計品質</td><td>利用者が好む外観（色やきれいな盛付け方）や形状（硬さや大きさ）や温度などを考えて献立を作成できたか。</td><td rowspan="2">試作時と実際の写真で確認をする。違いがみられた場合は，当日の調理によって（煮崩れ，酸による変色など）なのか，よりよくするために当日変更したのか，なぜそうしたのか，そのほか，利用者アンケート，検食簿とともに考察する。</td></tr>
<tr><td>適合品質</td><td>予定の外観や形状や温度などを再現できたか。</td></tr>
</table>

5. 施設・設備管理

実習室は作業区域を明確にする必要がある（表 3-19）。また，作業区域ごとに必要な機器が設備されており，それぞれにどのような機器が設置されているか把握することで効率的かつ安全に作業ができる。また，使用する機器・器具の特徴や注意点を理解することで作業工程表の作成がスムーズとなる。下表の QR コードを読み取ると，代表的な機器の説明や注意点を掲載している。

表 3-19　作業区域と作業内容および機器一覧

作業室	作業内容	機器・器具	QR コード
汚染作業区域			
検収室	食材料の検品・重量・品質確認 食材料の保存食採取	作業台・ピーラー（球根皮むき器）・シンク・はかり・手洗い器（自動）など	
下処理室	食材料の皮むき，洗浄，切裁など 肉・魚・卵の下処理	包丁まな板殺菌庫・作業台・洗米機・フードカッター（スライサー）・三層シンク・冷凍冷蔵庫・パススルー冷蔵庫・手洗い器（自動）など	
非汚染作業区域（準清潔作業区域）			
主調理室（調理室）	加熱調理 冷菜・生食調理 冷却，調味作業など	スチームコンベクションオーブン・フライヤー・回転釜・炊飯器・シンク・ブラストチラー・タンブルチラー・真空包装機・コールドテーブル・シンク・器具消毒保管庫・包丁まな板殺菌庫・作業台・手洗い器（自動）など	
清潔作業区域（非汚染作業区域）			
盛付け室	配膳・提供 調理済み食品の保存食採取	コールドテーブル・ウォーマーテーブル・冷温配膳車・台秤・作業台・温蔵庫・冷蔵庫・手洗い器（自動）など	
汚染作業区域			
下膳室 洗浄室	食器洗浄 厨芥処理	食器洗浄機・シンク・食器消毒保管庫・手洗い器（自動）など	

※実習室は各養成施設校により異なるため省略　　※動画に音声は入っていません
(動画参考資料)
・画像提供：株式会社フジマック，ホシザキ株式会社
・参考文献：殿塚婦美子 編：改訂新版　大量調理－品質管理と調理の実際－，学建書院，2020

6. 顧 客 管 理

顧客管理の基本は利用者側の視点に立ち，支払った金額に見合う食事であったかどうかである。食事のおいしさは五感（視覚，聴覚，触覚，嗅覚，味覚）を使い把握している。特に，大きく影響するのが視覚である。顧客管理は提供された食事だけではなく，食環境

と栄養情報の提供も含まれる。日々の食事に関する評価は，検食や残菜調査から把握することができるが，食事全体に対する評価は嗜好調査や食事の満足度調査などを定期的に行う必要がある。食事は「衛生的，おいしく，楽しく」が基本である。

(1) 栄養教育媒体作成方法

栄養教育媒体の内容は，媒体の種類（配布物，卓上メモ，ポスターなど）を考慮して，具体的な内容を示し，利用者に読んでみたいと思ってもらえるように，的確な栄養や健康の情報を提供する（図 3-6）。

（QR コードはカラーの栄養教育媒体例）

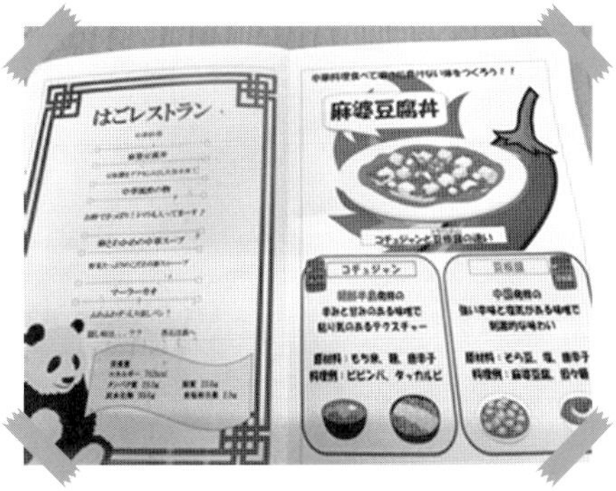

図 3-6　栄養教育の媒体（例）

(2) 食事環境の設定（食堂配置，下膳）

1）食堂の配置

食堂は，利用者数にあった床面積やテーブルと椅子，利用者の手洗い場などを備え付けなければならない。食堂を快適な場所にするためにも，清潔で明るい空間づくりが必要となる。照明の工夫（300 ～ 700 ルクス），壁，テーブルクロス，観葉植物，BGM（back ground music）などを効果的に用いる。一般的な食堂の面積は「(1 人当たりの面積 × 利用者数) ÷ 利用回転数」で求め，1 人当たり 0.5 ～ 1.5 m^2 で算出する。

※病院の食堂の床面積は診療報酬（食道加算）において，「当該食堂を利用する病棟又は診療所に係る病床 1 床当たり 0.5 m^2 以上とする」と決められている。

2）嗜好調査（食事の満足度調査）

嗜好調査の目的は，利用者の嗜好や食事に対する意見を知ることで，献立内容や調理の仕方などの食事に関する様々なことを見直し，利用者に満足してもらえる食事を提供することである。給食経営管理論実習の嗜好調査では，無記名，実施日，献立ごとに記入する書式を使用する（図 3-7）。

年　月　日　　～ 嗜好調査 ～　　組　班

本日の食事についてご意見をお聞かせください。
該当するものに○を付けてください。必ずすべての項目にお答えいただきますようにお願いいたします。

献立名		1	2	3	4	5
	分　量	少ない	やや少ない	適量	やや多い	多い
	調　味	うすい	ややうすい	ちょうどよい	やや濃い	濃い
	出来ばえ（外観）	悪い	やや悪い	ふつう	ややよい	よい
	嗜　好	嫌い	やや嫌い	どちらでもない	やや好き	好き
	食べた量	全部残した	1/4 食べた	1/2 食べた	3/4 食べた	全部食べた

図 3-7　嗜好調査表（例）

3）アンケート結果集計と考察・評価

アンケートの集計は，できるだけ手計算ではなくエクセル関数などを用いて算出する。

アンケート結果は回答者へのフィードバックが必要である。結果のまとめ方として，年齢分布，調査内容などはできるだけグラフなどを用いて作成し，報告日，回答者数（回答率），意見，改善可能な考察を記載する。経年嗜好調査を実施している場合は，前年度の調査結果内容と比較した考察を記載すると，改善ができた部分とできなかった部分がわかる。考察の内容を献立作成時に反映する。

コラム　「集計結果の見方とフィードバックの方法」

①喫食アンケートの回答率は 97.3%と高値であることから，アンケート調査の考察を行う。
②味噌カツ丼の分量の「やや多い・多い」が 13 名（18%），「やや少ない」が３名（4%）いるが，喫食量は 100%であることから提供する分量としては問題がない。
③味噌カツ丼の味付け（調味）は「ちょうどよい」が 66 名（93%）であったことから，味付けも提供濃度で問題がない。
④じゃがいもの味噌汁の嗜好は「どちらでもない」が 12 名（17%）おり，献立が味噌カツ丼と味噌汁で味噌が重なっていたことも要因であることから，次回からはすまし汁や酢の物などに献立変更を行う。

～　喫食アンケート　～

実習日：　　年　　月　　日

喫食人数：73

回答数：71　回収率 97.3 %

組　　班

献立名		1		2		3		4		5		回答数
味噌カツ丼	分　量	少ない	0	やや少ない	3	適量	55	やや多い	12	多い	1	71
	調　味	うすい	0	ややうすい	2	ちょうどよい	66	やや濃い	3	濃い	0	71
	出来ばえ(外観)	悪い	0	やや悪い	0	ふつう	11	ややよい	21	よい	39	71
	嗜　好	嫌い	0	やや嫌い	1	どちらでもない	1	やや好き	11	好き	58	71
	食べた量	全部残した	0	1/4 食べた	0	1/2 食べた	0	3/4 食べた	0	全部食べた	71	71
じゃがいもの味噌汁	分　量	少ない	0	やや少ない	2	適量	68	やや多い	1	多い	0	71
	調　味	うすい	2	ややうすい	20	ちょうどよい	49	やや濃い	0	濃い	0	71
	出来ばえ(外観)	悪い	2	やや悪い	5	ふつう	32	ややよい	7	よい	25	71
	嗜　好	嫌い	0	やや嫌い	0	どちらでもない	12	やや好き	14	好き	45	71
	食べた量	全部残した	0	1/4 食べた	0	1/2 食べた	0	3/4 食べた	0	全部食べた	71	71

～　料理別グラフ　～

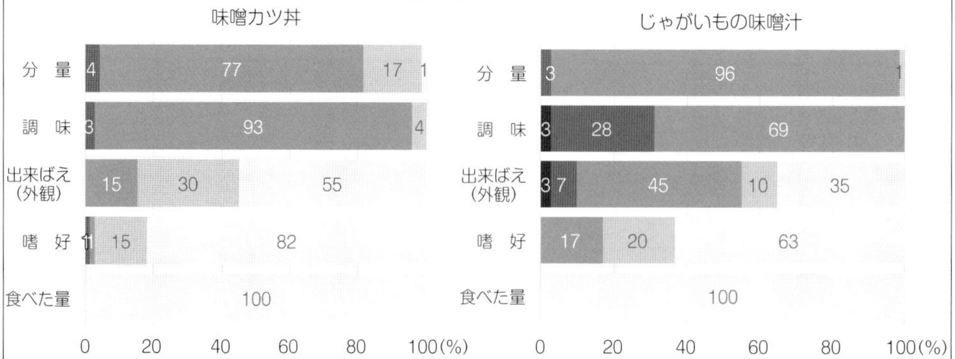

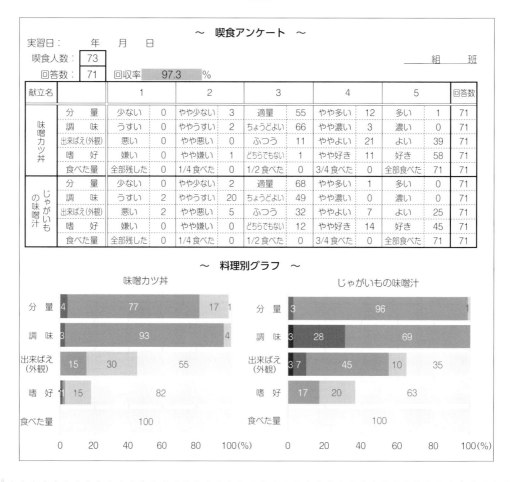

7. 大量調理に関する衛生管理と安全管理

(1) 大量調理に関する衛生・安全管理

近年の食中毒の発生事案の傾向として，1事案当たりの患者数の増加傾向があげられる。利用者の健康を守るための給食が，食中毒が原因で健康被害になってはいけないことから，食べ物の衛生的な取り扱いが重要となる。特に，同一メニューを「1回300食以上又は1日750食以上」（健康増進法施行規則）と大量調理を必要とする施設は，HACCPの概念に基づいた「大量調理施設衛生管理マニュアル」を遵守する必要がある。

大量調理に関する衛生・安全管理は，法律（水道法，食品衛生法，学校給食法など），政令・省令（食品衛生法施行規則など）や告示・通知（大量調理施設衛生管理マニュアル，学校給食衛生管理基準など）に基づく実施および記録が義務付けられている。ここでは，その内容を理解することが重要である。

(2) 調理従事者の個人衛生管理

大量調理を実施する施設では，調理作業開始前に各自で個人衛生管理表の項目を点検する。その理由を点検の項目ごとに解説する。

1) 個人衛生管理表

食中毒および異物混入，火傷などの衛生・安全面の事故を未然に防止するため調理従事者の衛生管理を作業開始前に行う。点検項目は，体調（下痢，嘔吐，発熱など），化膿創，指輪など，爪，履物，服装，毛髪，手洗い，確認（責任者）である。個人衛生管理表の項目に「×（不適切な場合）」がある場合は，責任者（衛生管理者）および教員に報告し，改善指導を行い，「点検結果および改善すべき点」に記入し，改善可能な場合のみ作業を開始する（図3-8）。

氏名	細菌検査	下痢	嘔吐	発熱など	化膿創	指輪など	爪	履物	服装	毛髪	手洗い	確認
1 中村 一	○	○	○	○	○	○	○	○	○	○	○	○
2 羽衣 花子	○	○	○	○	○	○	×	○	○	○	○	○
3 畿央 雄介	○	○	○	×	○	○	○	○	○	○	○	○

●点検結果および改善すべき点

羽衣花子：爪が伸びている→爪を切り作業を開始した。
畿央雄介：保健室に行かせ，厨房業務から外した。

図3-8 個人衛生管理表（記入例）

2) 項目ごとの点検理由

① **細菌検査**…検便検査の結果に異常はないか（直近1か月以内）。

検便検査は，調理従事者などの不顕性感染を発見し，食中毒の発生の未然防止を目的に行われる。食品関係事業者は，HACCPに沿った衛生管理（従業員の健康診断，検便）を計画的に実施し，その記録を保存することが義務付けられている。例えば学校給食従事者は，赤痢菌，サルモネラ属菌，腸管出血性大腸菌 O157 などの検査を月 2 回以上行う必要がある。大量調理施設従事者は腸管出血性大腸菌の検査を月 1 回以上必要に応じて行い，10 月から 3 月にはノロウイルス検査に努める必要がある。

②　**体調**…下痢，嘔吐，発熱などの異常はないか

細菌性食中毒や感染性胃腸炎（ウイルス性胃腸炎など）の症状は下痢，嘔吐，発熱などがあることから，これらの症状がある場合は医療機関を受診する。症状が軽減した場合も自己判断で業務に復帰せず，医師の診断結果を得ることが必要である。

③　**化膿創**…手指や顔面などに化膿創はないか

黄色ブドウ球菌は膿汁中から発見され，健康な人の鼻腔，咽頭，腸管，手指また傷口などに常在している細菌である。食品中でエンテロトキシンという毒素を増殖させ，毒素は耐熱性，高い食塩耐性（7.5％食塩濃度培地でもコロニー産生）があることから，手指などに化膿創がある場合は厨房内業務に従事することはできない。

④　**指輪など**…指輪，ピアス，時計などは身につけていないか

指輪，時計などの装飾具を装着している場合は，手指や手首の衛生的手洗い（病原微生物を物理的に洗い流し，除去する）が行き届かないこと，異物混入を防ぐためにも調理作業開始前にははずしておく。

⑤　**爪**…マニキュアをつけていないか，爪は短いか

爪と指の隙間は異物や食中毒菌の巣窟《そうくつ》になる可能性があるので，マニキュアやネイルアートなどはしないようにする。爪先を定期的に切るのは，爪先で指に傷をつけないようにするため，調理作業時に着用する手袋を破らないようにするためである。

⑥　**履物**…専用の履物を使用しているか

履物は，汚染作業区域（検収室，下処理室など）と非汚染作業区域（調理室，洗浄室など）で使い分ける必要がある。床を介して靴底が汚染されると，汚染作業区域の細菌や食材料の残渣が非汚染作業区域に持ち込まれる。したがって汚染の拡大防止のため，作業区域別に専用の作業靴を用意して履き替える。履物の交換が困難な場合には履物の消毒を必ず行うことが重要である。なお，消毒方法には，洗浄機や消毒液に浸け込む方法がある。

⑦　**服装**…専用の清潔な調理着（外衣）と帽子を着用しているか

調理従事者などが着用する外衣や帽子は，異物混入を防ぐ，外部からの食中毒菌の持ち込みを予防するなどの衛生管理として，毎日専用で清潔なものに交換する。トイレに行く場合は，帽子，マスク，外衣は脱いで，トイレ専用の履物を使用する。調理時の下処理場から調理場への移動の際には，外衣，履物の交換などを行うことが必要となる。外衣の交換が難しい場合は，汚染作業区域と非汚染作業区域に清浄空気を吹き付けることで塵埃を除去できるエアーシャワーなどを設置する。

⑧　**毛髪**…毛髪が帽子からでていないか

毛髪には黄色ブドウ球菌が付着しており，料理に落下すると食中毒を引き起こす可能性がある。また，異物混入の原因となることから，髪の毛が帽子の外にはみ出さな

いように，しっかりと装着する。

⑨ **手洗い**…正しい手洗いの手順で手洗いができているか

手洗い設備は各作業区域の入り口前に設置し，感知式の設備などで，コック，ハンドルなどを直接手で操作しない構造のものを使用する。また，液体洗浄剤，使い捨てペーパータオルまたは乾燥装置，手指消毒アルコール，爪ブラシ（個々人）とペーパータオル廃棄容器を設置しておく。手洗いは「洗って，ふいて，消毒」までをいい，衛生的手洗いを行いアルコール（70 ～ 80%）噴霧後，乾燥させる。

［手洗いセット］液体洗浄剤・ペーパータオル・爪ブラシ(個人用)・手指消毒アルコール・ペーパータオル廃棄容器

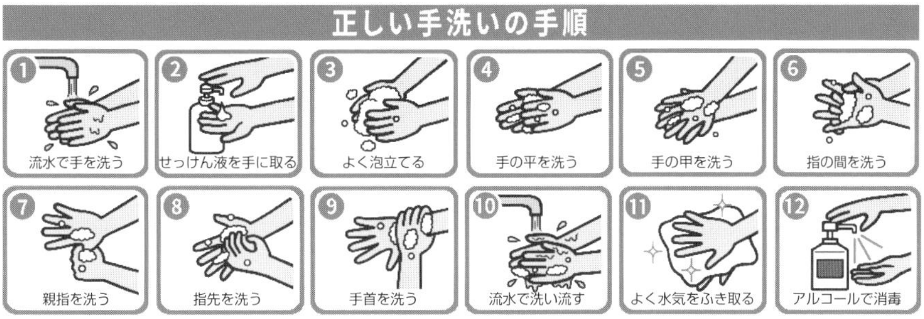

液体洗浄剤を使用し，10 秒間に 2 回の手洗いを行うと，60 秒間に 1 回の手洗い以上の効果があることがわかっており，手洗いは 2 回が基本。手順は図の順番に準じ，⑪はペーパータオルを使用し，布タオルやハンカチは使用禁止とする。最後は，アルコールを噴霧する。

図 3-9　手洗いの方法

(3) 施設・設備の衛生・安全管理

決められた時間に「おいしく，安全，安心」な食事を提供するのは，施設・設備や調理機器が衛生的であることが必要である。調理室内には，ライフライン（電気，ガス，水道など）の設備が設置されており，ライフラインの不備は大きな事故につながる。このような事故を未然に防ぐためにも施設内外・設備や調理機器の保守点検や清掃が重要となる。環境衛生チェックと加熱温度・時間などの点検表の項目を解説する。

1) 電気・ガスの安全管理

調理室内の明るさ（照度）は 500 ルクス以上に設定する。一定の明るさを確保することにより，人的災害（切り傷，転倒など）を防ぐことができる。始業前に照度計を用いて測定し，記録をしておく。ガス漏れは，火災や一酸化中毒などの事故につながる。ガス漏れのある場合は，ガス栓，機具栓を閉めて，専門業者に連絡をする。

2) 使用水の点検

① 一度に大量の水を使う施設や建物（病院など）では，配水管からの給水だけでは不足する。そこで，貯水槽に一度大量の水を貯めておき，必要な場所へと水を送る仕組みが必要となる。貯水槽は清潔を保持するため，専門の業者に委託して年 1 回以上清掃することが定められており，清掃した証明書は 1 年間保管する。

② 水道法施行規則では，「給水栓における水が，遊離残留塩素を0.1 mg/L（結合残留塩素の場合は0.4 mg/L）以上保持するよう塩素消毒すること」が必要であり，遊離残留塩素は，即効性があって消毒効果が強いという特徴がある。簡易測定方法としては，DPD（*N, N*-diethyl-*p*-phenylenediamine）試薬が残留塩素と反応すると淡い赤紫色に発色する比色法のDPD法を用いて，始業前と調理作業終了後に毎日検査する。また，使用水は飲用適の水を用い，色，濁り，におい，異物のほか，貯水槽を設置している場合や井戸水などを殺菌・ろ過して使用する場合には，遊離残留塩素が0.1 mg/L以上であることを記録する。

使用水の点検（例）　（一部抜粋）

採取場所	採取時間	色	濁り	におい	異物	遊離残留塩素
生食用野菜・果物を洗浄する給水栓（始業前）	8：45	○	○	○	○	0.3 mg/L
生食用野菜・果物を洗浄する給水栓（終了後）	13：00	○	○	○	○	0.4 mg/L

3）汚染・非汚染作業区域

汚染作業区域は，食材料の検収場，保管場および下処理場である。非汚染作業区域は，調理場・放冷，製品（調理済み食品）の保管場であり，それぞれ区分けされている。施設内を作業の内容により壁などで区別（区画）して，食材料に付着した細菌を持ち込まないようにすること，また，調理食品の汚染を防ぐことが重要である。調理場と盛付け場（台）は交差汚染を防ぐ観点からも区分する。汚染・非汚染区域の床は大量調理施設衛生管理マニュアルに「食品並びに移動性の器具及び容器の取り扱いは，床面からの跳ね水等による汚染を防止するため，床面から60 cm以上の場所で行うこと」とある。跳ね水などの予防の観点からもドライシステムの運用が望ましい。

4）調理室内の温度・湿度管理

食中毒は栄養・水分・温度の３条件が揃うと発症しやすくなる。調理室内温度は25℃以下，湿度80％以下を目安とし，始業前と終業後に測定時間，温度，湿度の記入をする。

5）冷蔵・冷凍庫

冷蔵庫の庫内温度は，生鮮魚介類は５℃以下，食肉類，殻付き卵は10℃以下，生鮮野菜は10℃前後，冷凍食品は－18℃（凍結卵以外は－15℃）で保管する。汚染作業区域，非汚染作業区域の冷蔵・冷凍庫は分別しておく。

6）細菌検査

清潔度を客観的に「見える化」するには，細菌が食材料や手指，調理器具，調理場所などに付着していないことを証明することが重要である。細菌検査方法には，ATPふき取り検査法とフードスタンプ法がある。

Ⅰ）ATPふき取り検査法

ATPふき取り検査法は，アデノシン三リン酸（ATP）を用いて微生物の汚染度を測定する方法である。検査対象の表面や液体から試料を採取し，特定の試薬と反応させることで発生する光を測定することで，その汚染度（検査対象物に付着しているた

表 3-19　細菌検査の判定基準

細菌検査名	判定基準
ATP ふき取り検査法	ステンレスやガラスなど平滑なものは 200 RLU 以下，樹脂製品などは 500 RLU 以下，手指は 2,000 RLU 以下を参考値とする。 ＊RLU：relative light unit（発光量）
フードスタンプ法	集落数 0 個は陰性，1 ～ 9 個はごくわずかに汚染，10 ～ 29 個は軽度に汚染，30 ～ 99 個中等度に汚染，100 個以上は重度に汚染されている。

んぱく質の残量）を把握する（表 3-19）。ATP の量が多いほど，微生物が多く存在していると客観的に判断できる。ATP ふき取り検査法の長所として，わずか数分で結果が得られることから，現場ですばやく衛生状態を把握することができる。一方，短所としては生物全般の ATP を検出するため，特定の微生物（ウイルス，特定の細菌など）の存在を特定できないことがある。

ATP ふき取り検査法を開始する前に，対象箇所のふき取る面積，ふき取り方法をルール化する。ふき取る面積，ふき取り方法が変わると検査結果に影響が出る場合がある。基本のふき取り方法は 10 cm × 10 cm の四方を縦横 10 往復綿球を回転させながらふき取る（図 3-10）。まな板は中央部分，包丁は刃の両面全体，ザル，ボウルは中央底部分，鍋は中央底部分 10 往復と上段部分内面 1 周をふき取る。冷蔵庫は取っ手全体のふき取りと棚の中央 10 cm 四方，シンクは四隅角，スライサーの刃は刃両面，手指は手のひら全体を縦横 5 ～ 10 往復し，手の間，指先をふき取り判定する。

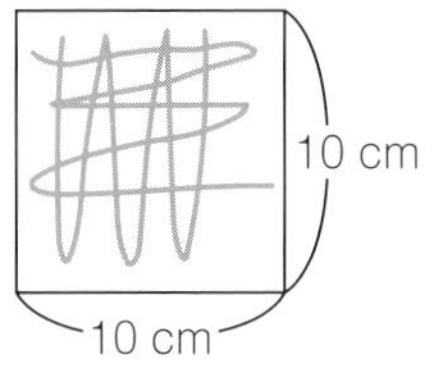

図 3-10　ふき取り方法

Ⅱ）フードスタンプ法

一般生菌，大腸菌群，黄色ブドウ球菌，サルモネラ菌などが寒天培地で確認することができる（表 3-19）。

7）生産管理

給食施設では，品質の確保として検収（食材料の受け入れ），下処理，調理，盛付け，食器洗浄，清掃，点検までの一連の流れで，加熱調理食品の加熱温度管理，二次汚染の防止，食材料および調理済み食品の温度管理など，具体的な管理項目を実施し，利用者に対して安全で栄養計画に基づいたおいしい食事を時間内に提供することが目的となる。

Ⅰ）調理室内の温度・湿度，冷蔵・冷凍庫の温度管理（T・T 管理と記録）

始業時または設定した時間ごとに，調理室内の温度・湿度，冷蔵・冷凍庫の温度を測定し，記録する。その管理方法として温度（temperature）と時間（time）を組み合わせて食品の品質を管理するシステムの T・T 管理がある。

Ⅱ）食品の加熱調理，再加熱の温度管理

加熱調理食品である揚げ物，蒸し物，焼き物は 3 点以上，煮物は 1 点以上の中心温度の測定が必要となる。すべての点が 75 ℃（二枚貝 85 ～ 90 ℃・90 秒以上加熱する）になった時点から 1 分間以上加熱する。コンベクションオーブンなどでの加熱調理には，庫内温度が一定ではないことから，３点以上（上段，中段，下段）測定することが求められる。

二枚貝の加熱処理は，ノロウイルス失活化に関して，内部温度85～90 ℃・90秒以上は殺ウイルス処理と検証されている（コーデックス委員会，2012）。大量調理には，予防の観点からも二枚貝の使用は避ける方がよい。

調理後ただちに盛付け業務ができない場合は，保温庫や温蔵庫（以下，保温機器）に保管し，30分以内に盛付けを開始する。

Ⅲ）調理済み食品の冷却

調理済み食品を冷却する場合は，食中毒菌の発育至適温度（約20～50 ℃）をできる限り短くするため，大量調理を行う施設ではブラストチラーなどを用いて，30分以内に食品の中心温度を20 ℃付近または60分以内に10 ℃付近まで冷却する。

Ⅳ）生野菜・果物の消毒

野菜や果物には食中毒の原因菌やウイルスが付着している可能性があり，消毒をせずそのまま食べると感染してしまうおそれがある。

次亜塩素酸ナトリウム溶液の濃度が，0.02％（200 mg/L）の場合は５分間，あるいは0.01％（100 mg/L）の場合は10分間，野菜や果物を十分に浸す。または，同等の効果を有する亜塩素酸水（きのこ類を除く），亜塩素酸ナトリウム溶液（生食用野菜に限る），次亜塩素酸水ならびに食品添加物として使用できる有機酸溶液を用いる。

8）盛　付　け

盛付けは品質管理（温度と量）を保証するため，異物混入など衛生面に気をつける。

① 盛付けをする専用台は，頻回にアルコール消毒（以下，消毒）する。

② 不織布マスクを着用し，２回の手洗い・消毒を実施して，色付きのエンボス手袋を装着後，消毒・乾燥後に開始し，１人当たりの重量を盛付ける。

③ 盛付け後に保管する保温・保冷機器は設定温度を確認する。

④ 調理終了後２時間以内に提供できるようにする。

9）下　　膳

社員食堂では，所定のベルトコンベヤにのせる方法が一般的であり，病院や介護老人保健施設などでは，提供後のトレイや食器一式を看護・介護職員が患者・入所者から受け取り，下膳車に下げ，調理職員が下膳車を洗浄室まで運ぶことが一般的である。下膳と同時に残菜量が確認できるが，確認できない場合は，残菜量を測定しておくとよい。

10）検食の実施

検食を行う目的は３つあり，検食は食事開始より30分前までに終わらせる。

コラム 「次亜塩素酸ナトリウムの希釈方法」

6％の次亜塩素酸ナトリウムを薄めて 0.02％の溶液をつくる場合は，３ Lの水に 10 mLの原液を加えることで調製ができる。

使用する原液量（漂白剤等）10 mL

＝ 消毒液（最終的につくりたい消毒後の量 3,000 mL）× 予防濃度（0.02％）÷ 原液濃度（6％）

① 提供する食事の安全性の担保を計る

異物混入の確認，加熱，冷却処理の適切な実施

② 食品による事故が発生した際に速やかに原因究明を行う

異味，異臭など異常の確認

③ 食事内容の確認を行う

1食分の量の適切性，味付け，香り，色彩，形態の確認など

学校給食現場，保険医療機関や介護施設でも検食は実施され，学校給食現場は責任者，保険医療機関では医師，管理栄養士・栄養士による検食を食事提供の前に毎食行う。

11）食器洗浄

Ⅰ）洗浄・乾燥

大量調理施設では，返却された食器は食器洗浄機を使用する。熱風食器保管庫に食器ごとに収納し，乾燥（85～90℃・30～50分）させる。

Ⅱ）食器洗浄テストと評価

大量調理施設においては，食器の洗浄に自動食器洗浄機を用いることが多い。その場合，食器の洗浄状態を定期的に客観的評価する必要がある。食器洗浄テストのひとつとして呈色反応試薬による検査があり，食器に残ったでんぷん，脂肪，たんぱく質の汚れの有無を客観的に評価できる。また，表3-20は，食器洗浄テストの検査種類と方法についてである。

表3-20 食器洗浄テスト

検査名	測定方法	判定基準
でんぷんの検査 （ヨウ素でんぷん反応）	0.1 N ヨウ素水溶液を振りかけ，約1分間放置後軽く水洗いする	でんぷんが付着している箇所が青紫色になる
脂肪の検査	0.1%クルクミン・エタノール溶液を振りかけ，約1分間放置後軽く水洗いする	紫外線を当てると，脂肪が付着している箇所が蛍光黄色を発する
たんぱく質の検査	ニンヒドリン・n ブタノール溶液を振りかけ，約1分間放置後軽く水洗いする	たんぱく質が付着している箇所が青紫色になる
自動食器洗浄機用 アルカリ洗剤 残留確認検査	自動食器洗浄機用洗剤は，アルカリ性（pH 9～11程度）である。 pH試験紙を用いて検査をすると，アルカリ洗剤の残留の有無がわかる	すすぎが不十分な場合，pH試験紙が緑～青色を呈する
中性洗剤残留物検査 （食器や器具の手洗い）	食器に蒸留水を10 mL入れ5分程度置き，その内の5 mLを共栓試験管にとり，0.2%のメチレンブルー溶液5 mLを加える。よく振った後，クロロホルム1 mLを加え，さらによく振る	中性洗剤が付着していると，分離した下層が青色を呈する

出典）日本給食経営管理学会：給食経営管理用語辞典（第3版），第一出版，p.111，2020. を基に作成

12）清　　掃

清掃は，衛生性，安全性，保全性，美観を保つためにも，給食の提供後，使用した機器類，食器，容器，床，ふきんなどの洗浄・消毒を行う。洗浄・消毒は大量調理施設衛生管理マニュアルに基づいて実施する。清掃終了後は，厨芥・ゴミ分別を行い，調理室内にゴミを残さないようにする。使用した揚げ油は自然発火の原因となることから，業務用の凝固剤などを使用して廃棄する。最後に，電気のスイッチ，ガスの元栓，水道の蛇口が閉まっているのかどうか確認する。

Ⅰ）調理機械・調理台・まな板，包丁，ヘラ など

① 機械は本体・部品を分解する。分解した部品は床に直置きしないようにする。

② 食品製造用水※（40 ℃程度）で３回水洗いする。

※食品製造水とは水道水または 26 項目の基準に適合する水をいう。

③ スポンジタワシに中性洗剤または弱アルカリ性洗剤をつけてよく洗浄する。

④ 食品製造用水（40 ℃程度）でよく洗剤を洗い流す。

⑤ 80 ℃で５分間以上の加熱またはこれと同等の効果を有する方法で殺菌を行う（機械は部品の殺菌を行う）。

⑥ よく乾燥させ，機械は本体と部品を組み立て，そのほかは清潔な保管庫や熱風保管庫で保管する。調理台は⑦の作業をここでも行う。

⑦ 作業開始前に 70％アルコール噴霧またはこれと同等の効果を有する方法で殺菌を行う。

Ⅱ）ふきん・タオルなど

① 食品製造用水（40 ℃程度）で３回水洗いする。

② 中性洗剤または弱アルカリ性洗剤をつけてよく洗浄する。

③ 食品製造用水（40 ℃程度）でよく洗剤を洗い流す。

④ 100 ℃で５分間以上**煮沸殺菌**を行う。

⑤ 清潔な場所で乾燥，保管する。

Ⅲ）床の掃除

[ドライシステム]

調理室内専用の掃除機でほこりやゴミを吸い取り，除菌洗浄液（希釈液）を床全体にまき，モップで軽くこする。

[ウエットシステム]

① 調理室内専用の掃除機でほこりやゴミを吸い取り，床全体に水をまく。

② 除菌洗浄液をまいたら，デッキブラシで磨く。

③ 薬液が残らないようスクイジーで十分に水気を取り，乾燥させる。

8. インシデントとアクシデント対策

(1) 危機管理とリスク管理

1) 危機管理とリスク管理の目的

危機管理（crisis management：クライシスマネジメント）とは，自然災害や事故などに備えて，あらゆる対処ができるように準備する対処法である。一方で，**リスク管理**（risk management：リスクマネジメント）とは，まだ発生していないリスクを先回りして探し出す予防案と，どうすればリスクを回避できるのかを事前に考える対策案の構築のことである。予測される危機には，自然災害（水害や地震など）によるものと，ヒューマンエラーによるものとがある。ここでは，学内実習のヒューマンエラーによる事故事例から，インシデントとアクシデントについて理解を深め，再発防止策を考え，組織的に危機管理やリスク管理を行うことを目的とする。

2) インシデント・アクシデント

危機管理の目的は，危機に対してマニュアル（食中毒発生時マニュアル，食物アレルギー対応マニュアル，災害発生時管理マニュアルなど）の作成や事故を想定しての具体的な訓練など，組織として体制を整えておくことが重要である。

インシデント（incident）とは，事故になる前に気がついて事故にはならなかったが，「ヒヤリ」とした「ハット」した事例のことで，「ヒヤリハット」ともいわれる。**アクシデント**（accident）とは，給食業務従事者および施設で実際に起こってしまった異物混入，食中毒，けがなどの事故のことである[3)]。

(2) インシデント・アクシデント対応

インシデントやアクシデントが起きたときの対応は，①事例や事故の状況を把握する，②被害を最小限に抑えるための初期対応を行った後，必要に応じて利用者に調理従事者と管理栄養士がお詫びをする，関係機関への連絡など，事故への対応を行う。③原因の究明に努め，その改善策を検討し，インシデント・アクシデント報告書を作成する（p.62 図3-11）。作成した内容は，組織内で情報共有し，同様の事故が再び起きないよう努めることが重要である。

1) 食中毒発生時の対応

食中毒（疑いを含む）発生時には，①発生状況の把握，②保健所へ通報，③2週間分の保存食を保健所に提出，④給食の代替食の確保など，である。食中毒の原因が判明するまで，給食は自粛や停止をするが，その場合，他施設に支援を要請，仕出し弁当を活用するなど，あらかじめマニュアルで決めておく必要がある。

2) 異物混入の対応

「食品衛生検査指針」（厚生労働省監，日本食品衛生協会，2015）によると，「異物は，生産，貯蔵，流通の過程で食品中に侵入または混入したあらゆる有形外来物をいう」とあり，様々な角度から異物混入の可能性を想定し，適切な異物混入防止や対策を図る必要がある（p.63 表3-21）。

施設長　様

（インシデント・アクシデント）発生報告書

作成日		年　　月　　日
報告者	所属	
	名前	

このことについて，下記のとおり報告します。

1．内容 ※該当を○で囲む	生産管理　・　品質管理　・　衛生管理　・ その他（　　　　　　　　　　　）
2．発生日時	年　　月　　日（　　）　時　　分
3．発生場所 ※該当を○で囲む	検収室　・　下処理室　・　調理室　・　実習食堂 その他（　　　　　　）
4．対象者 ※不足の場合は，行を増やしてください	フリガナ 名　前
5．発生の概要 ※簡潔に記入	
6．被害状況 ※詳しく記入	
7．対応状況 ※時系列に詳細に記入 必要に応じて写真撮影	
8．発生原因・問題点	
9．改善策 ※再発防止のため具体的に記入	
その他 ※他職種との連携など	

【アクシデントで施設長に報告を要する事案の内容】
①本人が死亡またはそのおそれがある場合
②本人が治療のため入院した場合
③本人が治療のため受診した場合
④そのほか理事長が報告を必要と判断した場合
【インシデントで管理者に報告を要する事案の内容】
①健康に被害があるおそれがあった場合
②類似事例が多く発生することが考えられる場合
③事故防止を受けた今後の対応が，職場内で共有したい内容である場合

図 3-11　インシデント・アクシデント報告書（例）

表 3-21　異物混入防止のポイント（例）

	異物混入物	想定される混入例	混入防止ポイント
危険異物	ガラス，金属類，プラスチック	食器，調理器具の破損，金属のたわしの金属片	スライサー・包丁の刃は使用前後に破損がないか確認 金属のたわしは使用しない
	衛生害虫（ゴキブリ，コマバエ）	食材料用ダンボールに付着，窓からの侵入	ダンボールは調理室への持ち込み禁止 食材料は専用の蓋つき容器に移し替えをする
	薬品，洗剤	食材と薬品の容器が似た形状の場合，見まちがえる	食材料と薬品を同じエリアで保管しない
非危険異物	毛髪	帽子から髪の毛がはみ出し，髪の毛の落下	調理着を着用する前にブラッシングを行う。内帽子，帽子，上着，ズボンの順に着用し，さらに帽子，調理着はローラーがけする
	包材の切れ端	包装のいたみや破れ，袋を開封した際に切れ端が混入	袋を開封する際は，袋を切り離さないように開封する
	食材料の皮や殻	皮や切れ端を切った野菜とともに同じまな板上に置いてしまう	皮や切れ端を入れるボウルなどを用意する
	虫，虫卵	洗浄不足	新鮮で安全な食材料を仕入れてくれる取引先を選び，野菜洗浄は3回実施

異物混入の対応は，異物混入の発見などの異常を感じた場合，速やかに衛生管理者や管理栄養士に報告するとともに，報告を受けた衛生管理者や管理栄養士は管理職に報告を行う。また，必要に応じて現状保存もしくは写真撮影をし，対応を協議する。

3）食物アレルギー対応

近年，食物アレルギーの罹患者数やアナフィラキシーを起こした児童生徒の数は増加傾向にある[5)]。保育所給食では「保育所における食物アレルギー対応ガイドライン」（厚生労働省，2019），学校給食では「学校給食における食物アレルギー対応指針」（文部科学省，2015）に基づいた対応を行っている。

食物アレルギー対応の原則的な考え方は，まず「安全性」を最優先とする。作業において，除去食や代替食の提供は作業工程が複雑になり，負担増加や事故のリスクとなることから「原因食材料を提供する・提供しない」の二者択一を原則的な対応とすることが望ましい。さらに，誤食やコンタミネーションを予防するために，複雑な対応を行わないようにする。小児の場合，医師の診断による「学校生活管理指導表」「生活管理指導表」の提出が必須であるが，症状など変化する可能性があることから，毎年，カウンセリングと栄養相談を行う。また，アナフィラキシーが起こってしまった場合を想定して，エピペン（アドレナリン自己注射薬）の取り扱いができるよう研修を行い，状況に応じて対応できるよう当事者にエピペンの所在を確認しておく。

除去対応により栄養不足の可能性はあるが，給食施設として運営面での安全性確保は最重要課題であることから，給食利用者に食物アレルギー対応についてていねいな説明を行い，理解を得るようにする。給食を販売する場合は，アレルゲンの有無がわかる献立表を提示し，本人から食物アレルギーの申し出があった場合は対応を検討する。対応が必要な場合は，複数人で確認しながら調理から配膳，提供までの作業を行う。

4）災害時の対応

災害時における給食施設の対応は，①避難，人命救助を最優先とする，②火災発生の場合は消火活動を行う，③関係者へ緊急連絡をする，が原則である。災害時においても高齢者福祉施設，病院などは，給食を継続して提供することになる。日頃から様々な状況を想定して備蓄品を整備し，災害時の体制などを確認しておく。備蓄品の整備は，約３日分の飲料水，非常食，使い捨て食器，ラップ，ごみ袋，熱源（カセットコンロなど）を準備しておく。非常食は，ライフラインが遮断された場合を想定して，加熱せずに食することができる缶詰，ビン詰，フリーズドライ食品などを備蓄しておく。保存食の賞味期限が近くなったらローリングストック法を採用し，給食で提供することで食品ロスにも配慮する。

(3) インシデント・アクシデント事例と改善例

インシデント・アクシデントの事例と改善例を表 3-22 に示す。

表 3-22　インシデント・アクシデント事例と改善例

発生状況	発生原因・問題点	改善策
次亜塩素酸ナトリウムで殺菌後，野菜をシンクから取り出す際に手袋未装着	単独作業であるため，他者からの注意喚起が難しい	調理従事者間で注意をするだけではなく，作業工程表に「手袋装着」の記入，作業前に作業工程表の確認を行う
コールスローサラダに手袋の破片が混入	キャベツ切さい時に気がつかなかった	切さい途中で気がついたときには作業を中断し，破片を確認。破片がみつからないときは廃棄を検討。切さい終了後に手袋が破れていないか，各自確認することをルーティーンとする

9. 給食経営分析

(1) 給食経営分析の目的

給食運営は，利用者，給食従事者，経営者からの評価を基に総合的に判断するが，経営分析は，経営者側からの評価として行う。給食は人的資源，設備や調理機器などの物的資源，収入などの資金的資源の３つの資源を勘案して運営する。給食の運営の目的のひとつとして，赤字を出さず，施設によっては収益を上げることは非常に重要で，その目的のために給食経営分析を行う。

(2) 給食経営分析の方法

給食の費用分析には，原価計算，ABC 分析（p.43），損益分岐点（break-even analysis）

などがある。

1）原価計算の算出と評価

給食の原価とは，給食の生産や販売・サービスの提供にかかる費用をさす。原価計算は，売上高の把握と収支のバランスを考えた予算編成のためにも重要である。製造原価は，材料費，人件費（労務費），経費の３つに大別される。また，それぞれの費用は提供する給食の生産に直接かかわる直接費と，給食の生産に間接的にかかわる間接費からなる。直接費と間接費の区別は，分類の視点によって該当する内容が異なる。例えば，表3-23のように，栄養価計算とは無関係の費用を間接費とする場合は，盛付けに必要なバランやアルミカップなど食材料以外の材料費は間接材料費となる。製造原価に販売費，一般管理費を加えたものが総原価で，ここに利益を加えたものが販売価格となる。また，そのほかの内訳も表3-24 ～ 26に示した。

原価を用いた給食経営の分析方法は，人件費を算出し，製造原価を求め，販売価格を決定する。製造原価の求め方である。

製造原価 ＝（直接材料費 ＋ 間接材料費 ＋ 人件費 ＋ 経費）×（1 ＋ 残食率）÷ 製造食数

表3-23　給食の原価

費用構成					例
販売価格	総原価	製造原価	材料費	直接材料費	食材料費
				間接材料費	バラン，アルミカップ，竹串 など
			人件費	直接人件費	調理師などの給与，賞与，諸手当，福利厚生費 など
				間接人件費	配送スタッフの給与
			経　費	直接経費	水光熱費，賃借料，修繕費，減価償却費
				間接経費	検便・健康診断費用，手洗いせっけん・消毒剤の費用
		一般管理費	一般管理業務に要した費用		
		販売費	広告宣伝費，販売手数料		
	利　益				

表3-24　食材料費（内訳）　（月額）

	予定構成比率（%）	予定価格（円）	予定食材料費（円）	実食材料費（円）	実構成比率（%）
主食	15	60	600,000	600,000	14.3
主菜	35 ～ 40	140 ～ 160	1,600,000	1,600,000	38.1
副菜1	15	60	600,000	600,000	14.3
副菜2	10	40	400,000	600,000	14.3
汁	10	40	400,000	400,000	9.5
デザート	10	40	400,000	400,000	9.5
合計	100	400	4,000,000	4,200,000	100

表 3-25　人件費（内訳）　（月額）

管理栄養士	1 人	400,000 円
調理師	2 人	600,000 円
調理員（パート）	8 人	1,000,000 円
	合計	2,000,000 円

表 3-26　経費（内訳）　（月額）

	項　目	費　用
直接	水光熱費，ラップ，減価償却費，ふきん など	500,000 円
間接	検便検査，洗剤 など	370,000 円
	合計	870,000 円

表 3-27　製造原価，販売原価の算出　（月額）

	例	実習結果
営業予定日数	20 日	
予定食数/日	500 食	
予定食数/月	10,000 食	
残食率	0.05	
直接材料費/食	400 円	
①直接材料費/月	4,000,000 円	
①間接材料費/月	50,000 円	
②人件費/月	2,000,000 円	
③経費/月	870,000 円	
利益率	0.2	
売上高	10,000,000 円	

例として，表 3-27 をもとに製造原価を求める。この製造原価の算出は，材料費（直接＋間接），人件費，経費に残食（売れ残り）の割合を加味して求めている。

（4,000,000 円 ＋ 50,000 円 ＋ 2,000,000 円 ＋ 870,000 円）×（1 ＋ 0.05）÷ 10,000 食

＝ 726.6 円 ≒ 727 円　→　製造原価は 727 円

また，販売価格の求め方は，

販売価格 ＝ 製造原価 ÷（1 － 利益率）×（1 ＋ 消費税率）

となる。同様に表 3-27 を例に算出してみる。

727 円 ÷（1 － 0.2）×（1 ＋ 0.1）＝ 727 ÷ 0.8 × 1.1 ＝ 999.625 ≒ 1,000 円

→　給食販売価格は 1,000 円

この場合，直接材料費は 1 食（1 人）当たり 400 円で製造原価は 727 円だが，給食販売価格は 1,000 円となる。

あらかじめ売上高に対する材料費，人件費，経費，利益の割合を決めておいて実施後に比較することで，材料費，人件費，経費のいずれかを改善する必要性があることがわかる。営業日が 20 日間で 1 日 500 食を販売した場合，売り上げは 1,000 万円となる。売上高に対して，材料費 40%，人件費 20%，経費 9%，利益 20% を目標として，年間実施率

が材料費42%，人件費20%，経費9%，利益18%であった場合，材料費を抑えることを検討する。その際，原因が何か（食材料価格の高騰，食券の売れ残り，余分な食材料購入がないか など）を確認し，次年度に向けて対策を検討する。

2）損益分岐点の算出と評価

損益分岐点とは，売上高と総費用が等しくなり，経常利益が0円になる点である。損益分岐点を分析することで，施設における経営状況が把握できる（p.68 図3-12）。

固定費は，売り上げの変動に左右されず必ず発生する原価である。人件費では，正職員の給与・ボーナス，経費では水光熱費の基本料金，一般管理費の施設の家賃，調理機器の減価償却費などがある。なお，減価償却とは，費用を一定期間に配分する処理のことをいう。給食経営の場合，長期にわたって使用する調理機器は，購入した年度に費用を一括計上すると経営状況の把握が難しくなるため，対応年数に応じて取得費用を分割した費用を計上する。例えば，300万円の回転釜を購入した場合，対応年数を10年とすると減価償却費は30万円/年となる。

変動費は，給食数の増減や売り上げによって発生する諸費用で，食材料費，人件費では臨時雇用で支払う時給制の給与，経費では検便・健康診断費用，手洗いせっけんや消毒剤などがある。

表3-28を使用し，損益分岐点の算出方法を例にして計算する。

表3-28　固定費・変動費（内訳）　（月額）

固定費	人件費	人件費（常勤）	1,000,000円
	経　費	減価償却費	80,000円
		一般管理費	270,000円
		固定費小計	1,350,000円
変動費	材料費	食材料費	4,050,000円
	人件費	人件費（パート）	1,000,000円
	経　費	水光熱費（使用量）	300,000円
		消耗品費	100,000円
		衛生費	100,000円
		事務費	20,000円
		変動費小計	5,570,000円
		売　上　高	10,000,000円

○総費用…ひと月にかかる総費用は固定費と変動費を足したもの

総費用 ＝ 固定費 ＋ 変動費

1,350,000円 ＋ 5,570,000円 ＝ 6,920,000円　→　総費用は6,920,000円

○変動費率…売上高に占める変動費の割合

変動費率 ＝ 変動費 ÷ 売上高

5,570,000円 ÷ 10,000,000円 ＝ 0.557　→　変動費は0.557

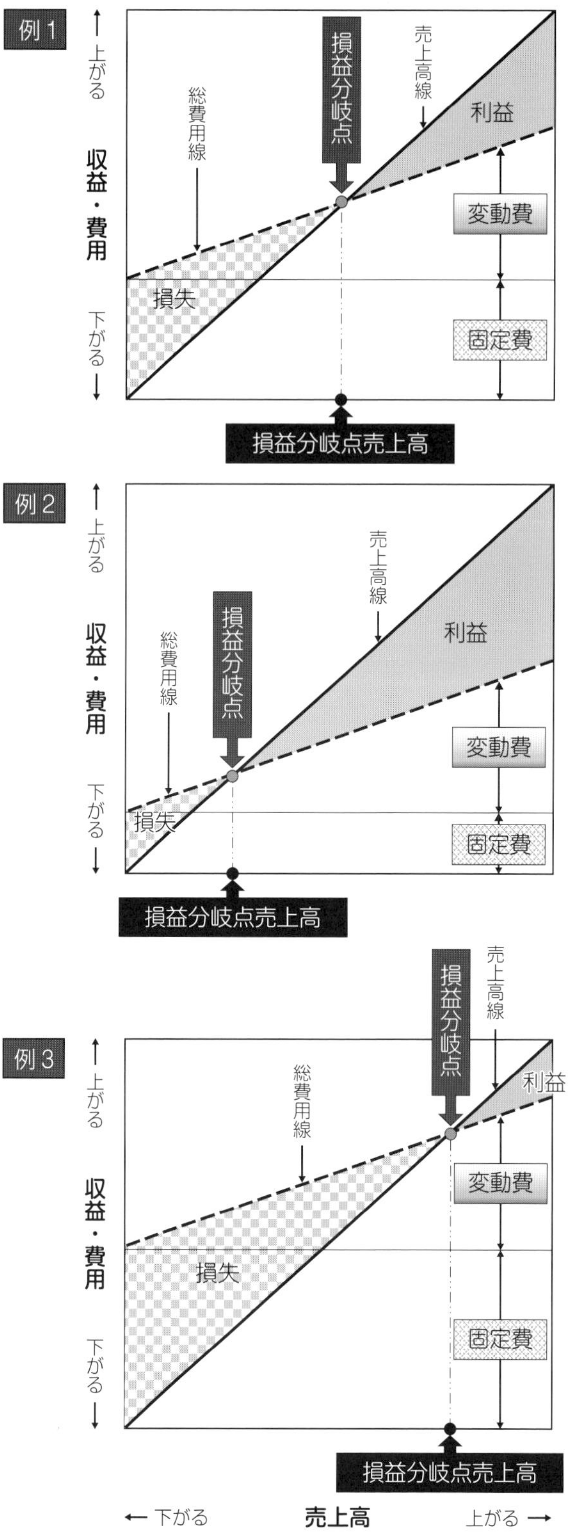
例１
↑上がる
収益・費用
下がる↓
総費用線
損益分岐点
売上高線
利益
変動費
損失
固定費
損益分岐点売上高
例２
↑上がる
収益・費用
下がる↓
売上高線
損益分岐点
総費用線
利益
変動費
損失
固定費
損益分岐点売上高
例３
↑上がる
収益・費用
下がる↓
損益分岐点
売上高線
利益
総費用線
変動費
損失
固定費
損益分岐点売上高
← 下がる
売上高
上がる →

図 3-12　損益分岐点

○損益分岐点…固定費 ÷（1 − 変動費率）= 損益分岐点

1,350,000 円 ÷（1 − 0.557）= 3,047,404.063 ≒ 3,047,405 円

→ 損益分岐点は 3,047,405 円

○月間売上食数（損失が出ない）

損益分岐点売上高 ÷ 販売価格 = 月間売上食数

3,047,405 円 ÷ 1,000 円 = 3,047.405 ≒ 3,048 食

→ 損失が出ない月間売上食数は 3,048 食

○ 1 日の売上食数（損失が出ない）

損失が出ない月間売上食数 ÷ 営業日数 = 1 日の売上食数

3,048 食 ÷ 20 = 152.5 ≒ 153 食　　→ 損失が出ない 1 日の売上食数 153 食

この例では，損益分岐点売上高が 3,047,405 円で，損も得もない状況となる。また，食数で考えるとひと月に 3,048 食，1 日当たりでは 153 食売れると損はしないことになる。

損益分岐点の評価としては，損益分岐点が低い方が利益は出て，経営体質が強いといえる。図 3-12 の例 1 の損益分岐点を低くするために，固定費や変動費を下げたものが例 2 である。具体的には，固定費を下げるために家賃の低いところに移転するなどが考えられる。固定費が低いと，少ない売上高で損益分岐点に達する。すなわち，利益が出やすい。

上記の損益分岐点を算出した例がこれに該当する。また，変動費を下げるには，食材料を低価格で購入する。食数管理を行い，売れ残りを少なくして廃棄食材料を減らす。臨時のパートなどの人件費を削減するなどがある。そのほかに利益を上げるために，「売上高 = 固定費 + 変動費 + 利益」で表されることから，図 3-12 例 3 の通り，固定費，変動費にかかわらず，売り上げを伸ばせばよいということになる。そのためには，利用者に喜んでもらえる魅力のある給食をつくり，リピーターや新規利用者を増やすことが目標となる。損益分岐点分析は，どれくらいの売り上げがあれば利益が見込めるのか，また，そのためにはどれくらいの費用に抑えるとよいのかなど経営方針の資料になるものである。

(2) 栄養管理報告書の作成

特定給食施設の管理者は，健康増進法に基づき，毎年，所轄の都道府県保健所に栄養管理報告書を提出する。施設側としては，栄養・食事計画から給食の提供，栄養教育の実施，評価までを確認できるような内容となっている。図 3-13（p.70，71）の例にあるように，給食運営のサブシステムの評価項目である衛生管理では，研修会の有無の記入により衛生管理の体制整備が整っているか否かがわかる。また，品質管理では利用者からの食事評価，喫食量調査および栄養出納表の給与栄養目標量，実給与栄養量，食品群別目標量，平均給与量を記入することで，献立作成基準に沿った献立になっているか否かがわかる。原価管理では材料費の記入および帳票類から，適正な発注計画であるか，また予算内の原価管理であるかがわかる。食事環境管理では栄養情報の提供，危機管理では災害食の備蓄についてなどの記入項目がある。詳細については各都道府県の記入例を参考にするとよい。

特定給食施設等栄養管理報告書（保育所・幼稚園・こども園等）

年　月　日 現在

〇〇県　保健所長 殿

給食施設設置者

住　所

氏　名

（法人にあっては、主たる事業所の所在地、名称及び代表者氏名）

健康増進法第 18 条第 1 項第 2 号・3 号及び法第 22 条の規定により、下記のとおり報告します。

基本情報

施設名		施設種類	保育所 ・ 幼稚園 ・ こども園
		TEL	
所在地	〒	FAX	
		e-mail	
管理者名	職・氏名	保育時間	:　～　:
		給食の運営方式（注1）有の場合は下記に記入	外部搬入あり ・ 外部搬入なし
栄養管理責任者	職・氏名		委託あり ・ 委託なし

園児数	0歳児	1歳児	2歳児	3歳児	4歳児	5歳児	合計

給食従事者数	施設側（人）		委託先（人）		（注1）委託業者等について記入してください	
	常勤	非常勤	常勤	非常勤	名称	
管理栄養士					所在地	
栄養士					代表者氏名	
調理師					受託責任者	職種　　　氏名
調理員					委託内容	献立作成 ・ 材料購入 ・ 調理 ・ 盛付 ・ 配膳 ・ 下膳 ・ 食器洗浄 ・ 施設外調理 ・ その他（　　）
その他						
合計						

食数（一回あたり）	午前おやつ	昼食	午後おやつ	離乳食	延長保育に伴うおやつ・軽食	その他（　　）	職員食

体制整備

給食運営の方針および目標の設定	有 ・ 無	有の場合、施設全体での周知はしているか　はい ・ いいえ
	内容（複数選択可）＊ただし施設内で周知しているもの	QOLの向上 ・ 疾病の改善 ・ 健康の保持増進 ・ 適切な栄養素の摂取 ・ 楽しい食事 ・ 安心安全な食事 ・ 適価での提供 ・ その他
栄養管理等に関する会議（給食関係会議）	名　称	
	目　的	
	開催回数	年　　回
	構成職種	所長 ・ 給食主任 ・ 教諭 ・ 管理栄養士・栄養士 ・ 調理師（員） ・ 保育士 ・ 保護者代表 ・ 委託業者（ 栄養士 ・ 調理師（員） ・ 本社担当者 ・ その他 ）

衛生管理の体制整備が整っているか否かがわかる

従事者の研修（人材育成）＊施設内研修を含む ＊前年度実績	施設	保育士 ・ 教諭等	参加回数　回 ／ 年	内容: 栄養関係 ・ 疾病関係 ・ 衛生関係 ・ その他
	施設	管理栄養士（栄養士）	参加回数　回 ／ 年	内容: 栄養関係 ・ 疾病関係 ・ 衛生関係 ・ その他
	施設	調理師（員）	参加回数　回 ／ 年	内容: 栄養関係 ・ 疾病関係 ・ 衛生関係 ・ その他
	委託	管理栄養士（栄養士）	参加回数　回 ／ 年	内容: 栄養関係 ・ 疾病関係 ・ 衛生関係 ・ その他
	委託	調理師（員）	参加回数　回 ／ 年	内容: 栄養関係 ・ 疾病関係 ・ 衛生関係 ・ その他
	委託	委託業者が実施する研修会等の参加実績および内容の確認　有 ・ 無		

図 3-13　栄養管理報告書（保育所・幼稚園・こども園等の例）

国立保健医療科学院のホームページからダウンロードできる簡易ソフトによる幼児身長体重曲線も利用可能

区分	項目					
計画	園児のアセスメントの実施	・全園児把握 ・一部園児のみ把握 ・ほとんどなし	スクリーニング項目	性 ・ 年齢 ・ 身長 ・ 体重 ・ 食事摂取量 ・ 食物アレルギーの有無 ・ 疾病状況 ・ その他（　　）		
			成長曲線の活用	有 ・ 無		
	肥満とやせの割合（3歳以上） 測定月：　　月	肥満＋15％以上	人 ％	ふつう	人 ％	やせ－15％以下　人 ％
		＊判定方法	幼児身長体重曲線（性別・身長別標準体重） ・ その他（　　）			
	栄養量および食品構成	栄養目標の算出方法 ：				

栄養量	給与栄養目標量	実給与栄養量	食品構成	食品群別目標量(g)	平均給与量(g)
エネルギー　(kcal)			肉		
たんぱく質　(g)			魚		
脂質　(g)					
カルシウム　(mg)					
鉄　(mg)					
ビタミンA　(μgRAE)					
ビタミンB₁　(mg)					
ビタミンB₂　(mg)			海藻		
ビタミンC　(mg)			緑黄色野菜		
食塩相当量　(g)			その他の野菜		
			果実類		
			穀類		
			いも類		
			砂糖類		
たんぱく質エネルギー比　(%)			菓子類		
脂質エネルギー比　(%)			油脂類		

給与エネルギー目標量を下回らないように努める

栄養出納表の給与栄養目標量，実給与栄養量，食品群別目標量，平均給与量を記入することで，献立作成基準に沿った献立作成になっているか否かがわかる

区分	項目		
実施および評価	給与栄養量の評価		回数 ： 年　　回
	献立表		□ 献立表（前月1週間分）を添付して下さい
	保護者による食事評価	回数 ： 年　　回	【方 法】 アンケート調査 ・ 個別に聞き取り ・ 給食試食会の実施 その他
	検食	検食者	（職名）
	喫食量調査	【方 法】 個別に把握 ・ 残食調査（主食 ・ 主菜 ・ 副菜別） ・ 残食調査（主食 ・ 副食） ・ 残食調査（一括） ・ その他（　　）	
	コンピュータの導入	【導入項目】 献立作成 ・ 栄養帳票 ・ 食数管理 ・ 発注 ・ 栄養管理 ・ その他 ・ 導入なし	
	食材料費（3歳以上）	一人一食あたり	円（ 主食を　含む ・ 含まない ）
栄養情報の提供	献立表の掲示	有 ・ 無	栄養成分の表示（ エネルギー ・ たんぱく質 ・ 脂質 ・ 食塩 ・ 表示なし ）
	食育の実施状況	園児に対する食育の実施	飼育・栽培体験 ・ 配膳、片付けに関わる体験 ・ 調理体験 ・ 食事のバランス、量を調節する体験 ・ 地域の伝統食に関わる体験 ・ 地域の人[illegible]食ポスターなどの掲示 ・ その他
		保護者に対する食育の実施	食参観 ・
		食に関する地域講習会の実施等	

実材料費を記入

食事環境管理がわかる

適正な発注計画であるか，また予算内の原価管理であるかがわかる

区分	項目			
危機管理	食事に関するインシデント・アクシデント事例の報告	有 ・ 無	事故（食中毒等）時対策マニュアル	有 ・ 無
	事故時食糧確保のための他の食事提供施設と協議	有 ・ 無	非常災害時対策マニュアル	有 ・ 無
	非常食糧等の備蓄	（　　）人分を（　　）日分 ・ 無		
報告書作成者	住所（施設の所在地と違う場合）			
	連絡先 TEL/ FAX			
	部署名・職・氏名			

危機管理，災害食の備蓄がわかる

出典）奈良県庁ホームページ：栄養管理報告（健康増進法第24条関係）保育所・幼稚園・こども園，https://www.pref.nara.jp/19939.htm，を基に著者追記

引用文献

1）日本給食経営管理学会編：給食経営管理用語辞典，第一出版，2011

2）厚生労働省：「日本人の食事摂取基準（2025 年版）」策定検討会報告書，2024

3）給食経営管理学会：給食経営管理用語辞典，第一出版，p.98，2020

4）厚生労働省：食品衛生検査指針，1997

5）日本学校保健会：令和 4 年度アレルギー疾患に関する調査報告書，p.16，2023

参考文献

上地加容子，片山直美編著：給食のための基礎からの献立作成，建帛社

渡邊智子，渡辺満利子編著：食べ物と健康食事設計と栄養・調理 増補，南江堂，2021

渡邊智子編著：これだけは知っておきたい！「食品成分表」と「栄養計算」のきほん，講談社サイエンティフィク，2023

石田裕美ほか編著：給食の運営管理実習テキスト，第一出版，2023

片山直美，原正美編著：給食経営管理論（第 3 版），みらい，2022

医療情報科学研究所：栄養士・管理栄養士のためのなぜ？どうして？ 6 給食経営管理論，メディックメディア，2022

髙城孝助ほか編著：第 4 版 実践　給食マネジメント論，第一出版，2023

三好恵子ほか編著：第 4 版 給食経営管理論，第一出版，2021

韓順子，大中佳子編著：第 10 版 給食経営管理論，第一出版，2022

日本給食経営管理学会：給食経営管理用語辞典，第一出版，2020

芦川修貮，田中寛編著：実力養成のための給食管理論 第 2 版，学建書院，2023

市川陽子ほか編著：第 12 巻 給食経営管理論実習 給食の運営の実際と給食経営管理の総合的理解，医歯薬出版，2021

石田裕美ほか編著：給食経営管理論 改訂第 3 版，南江堂，2019

赤羽正之ほか編著：給食施設のための献立作成マニュアル 第 9 版，医歯薬出版，2016

藤原政嘉ほか編著：給食経営管理実習ワークブック第 3 版，みらい，2020

名倉秀子ほか編著：給食経営管理実習，アイ・ケイ・コーポレーション，2018

濱田義和編著：給食管理実習のための計画と運用の手引き，学建書院，2016

電化厨房ドットコム，https://denkachubo.com/

エレクター株式会社ホームページ，https://www.erecta.co.jp/

藤原政嘉，河原和枝編著：献立作成の基本と実践第 2 版，講談社サイエンティフィク，2023

朝見祐也ほか編著：N ブックス　新版改訂給食経営管理論，建帛社，2025

厚生労働省：大量調理施設衛生管理マニュアル，2017

厚生労働省：令和 3 年 6 月 1 日 HACCP（ハサップ）に沿った 衛生管理の制度化

厚生労働省：食品衛生法

文部科学省：学校給食法

文部科学省：学校給食調理従事者研修マニュアル，第 5 章調理従事者の健康管理

文部科学省：学校給食衛生管理基準の施行について

水道法，水道法施行規則

吉田　聡，丸山　亮：黄色ブドウ球菌における食塩耐性の機構について，新潟医学会雑誌：111 巻 3 号，169-171，1997

キッコーマン バイオケミファ株式会社：ATP ふき取り検査（A3 法），https://biochemifa.kikkoman.co.jp/kit/atp/method/guide/（2024 年 6 月 2 日現在）

韓順子編著：給食マネジメント実習，医歯薬出版，pp.42-49，2007

第Ⅱ部

実践編

第4章
帳票作成

この章における演習【記入例】は，クックチル実習を運用するための帳票である。運用方法は p.16（図 2-1）のフローチャートを参照すること。

演習 1 ▶給食の設定と給与栄養目標量の設定

給与栄養目標量については，第 3 章 栄養管理（p.18 ～）を参照すること。

(1) 帳票の必要性

施設の種類や給食の設置，利用者の特徴や人員構成を把握し，1 日（1 食）当たりの給与エネルギー目標量と給与栄養素目標量を知るための帳票である。

(2) 帳票作成のポイント

- 推定エネルギー必要量を求めた後の丸め値の扱い方がポイントである。

〔丸め値の設定例〕

- 値が 1.0 前後の場合，小数点以下 2 桁の数字で四捨五入を行う。
  例）2.02 → 2.0
- 値が 10 前後の場合，小数点以下 1 桁の数値で四捨五入を行う。
  例）11.6 → 12
- 値が 50 前後の場合，1 の桁の数字が 0 か 5 になるように，四捨五入と同じ要領で丸めを行う。
  例）52 → 50
- 値が 100 前後の場合，1 の桁の数値で四捨五入を行う。
  例）654 → 650

- 施設における推定エネルギー必要量の範囲を算出し，± 200 kcal 程度を目安として，設定する。
- 給与栄養目標量の設定は，クックサーブとクックチルにおいても，利用者情報の把握は重要であり，給食利用者および給食施設の実情にあわせて設定する。
- 推定エネルギー必要量を算出するにあたっては，給食利用者の年齢，性別，身体活動レベルにあった基礎代謝量を使用する。さらに，推定エネルギー必要量および該当人数から給与エネルギー目標量を求める。
- 「日本人の食事摂取基準」（食事摂取基準）を活用し，1 日・1 食当たりの給与栄養素目標量を記入する。

演習 1 ▶給食の設定と給与栄養目標量の設定の作成手順

次の①～⑩の順番で記入し給食の設定と給与栄養目標量の設定を行う。

① 施設の種類　該当する部分に○をつける

②｛給食の設定　対象者と特徴を記入
　　食事区分　該当する部分に○をつける

③｛献立の提示　該当する部分に○をつける
　　栄養成分表示　表示する栄養素を記載

④ 喫食調査方法　該当する方法に○をつける

⑤ 栄養情報提供　該当する方法に○をつける

⑥ 性・年齢・身体活動レベル別人員構成　各項目に該当する人数を記入

⑦ 推定エネルギー必要量の算定

- ＊1と＊2の式を用いて推定エネルギー必要量と給与エネルギー目標量を算出
  - ＊1…推定エネルギー必要量 ＝ 身体活動レベル × 基礎代謝量
  - ＊2…給与エネルギー目標量 ＝ 対象人数 × 推定エネルギー必要量
- 「平均値」を計算式より算出し，丸め値を記入
- 「最頻値《さいひんち》」「中央値」はエクセル関数を用いて算出

⑧ 給与エネルギー目標量の決定

⑦「平均値」の値の丸め値を記入し，1食当たりも算出

⑨ 1日当たりの給与栄養目標量の設定｝エネルギーについては⑧を参照
⑩ 1食当たりの給与栄養目標量の設定｝栄養素は食事摂取基準の値を用いる

コラム 「平均値と中央値と最頻値について」

平均値　値の合計をデータの個数で割った値

中央値　値を小さい（大きい）順に並べたときの真ん中に位置するデータの値

最頻値　一番多くみられるデータ値

最小 ―――― 真ん中 ―――― 最大

	A	B	C	D	E	F	G
〔データ〕	20	20	20	30	40	60	90

3回　最頻値は20

1回　中央値は30

1回　1回　1回

平均値は40 … 20 + 20 + 10 + 30 + 40 + 60 + 90 ÷ 7 = 40

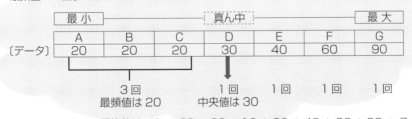

演習1 【記入例】給食の設定と給与栄養目標量の設定

給食の設定		
①施設の種類		事業所・病院・高齢者施設・保育所・学校給食・その他（　　　　　　）
②給食の設定	対象者	大学生または短期大学生、社会人学生 教員、事務職員など
	特徴	健康の保持・増進に配慮した食事の提供を行う 旬の食材料を取り入れた献立の提供
②食事区分		朝食　昼食　夕食　その他（　　　　　）

栄養管理の設定	
③献立提示	献立表　展示
③栄養成分表示	エネルギー，たんぱく質，脂質，炭水化物， 食物繊維，カルシウム，鉄， ビタミンA，ビタミンB_1，ビタミンB_2， ビタミンC，食塩相当量
④喫食調査方法	嗜好調査　満足度調査（アンケート）　残菜調査
⑤栄養情報提供	ポスター　卓上メモ　献立表に一口メモ ポップ

給与エネルギー目標量の設定（事業所・病院・高齢者施設）保育所・学校給食は別設定のためそれぞれの指標を参照のこと

⑥性・年齢・身体活動レベル別人員構成（人）

年齢階級（歳）	低い 男性	低い 女性	ふつう 男性	ふつう 女性	高い 男性	高い 女性
18-29	20	10		55		
30-49		5		5		
50-64				5		
65-74						

男性：女性 ＝ 2（28人）：8（80人）

⑦推定エネルギー必要量の算定

年齢階級（歳）	性	身体活動レベル		基礎代謝量 kcal/日	推定エネルギー必要量*1（kcal／日）	推定エネルギー必要量(丸め値)（kcal／日）	対象人数（人）	給与エネルギー目標量*2（kcal／日）
18-29	男性	低い	1.5	1,490	2,235	2,200	20	44,000
		ふつう	1.75	1,490	2,608	2,600		
		高い	2.0	1,490	2,980	3,000		
	女性	低い	1.5	1,130	1,695	1,700	10	17,000
		ふつう	1.75	1,130	1,978	2,000	55	110,000
		高い	2.0	1,130	2,260	2,300		
30-49	男性	低い	1.5	1,570	2,355	2,400		
		ふつう	1.75	1,570	2,748	2,750		
		高い	2.0	1,570	3,140	3,150		
	女性	低い	1.5	1,170	1,755	1,750	5	8,750
		ふつう	1.75	1,170	2,048	2,000	5	10,000
		高い	2.0	1,170	2,340	2,350		
50-64	男性	低い	1.5	1,510	2,265	2,250		
		ふつう	1.75	1,510	2,643	2,650		
		高い	2.0	1,510	3,020	3,000		
	女性	低い	1.5	1,120	1,680	1,700		
		ふつう	1.75	1,120	1,960	1,950	5	9,750
		高い	2.0	1,120	2,240	2,250		
65-74（75歳～は省略）	男性	低い	1.5	1,390	2,085	2,100		
		ふつう	1.7	1,390	2,363	2,350		
		高い	1.9	1,390	2,641	2,650		
	女性	低い	1.5	1,090	1,635	1,650		
		ふつう	1.7	1,090	1,853	1,850		
		高い	1.9	1,090	2,071	2,050		

最頻値 2,000 kcal	中央値 2,000 kcal	①②各合計	① 100	② 199,500	
平均値 給与エネルギー目標量（② ÷ ①）	整数 1,995 kcal（丸め値 2,000 kcal）				

＊1 推定エネルギー必要量
　＝身体活動レベル×基礎代謝量
＊2 給与エネルギー目標量
　＝対象人数×推定エネルギー必要量

⑧給与エネルギー目標量の決定（kcal）	1日当たり丸め値（kcal）	朝食 給与量（kcal）	朝食（%）	昼食 給与量（kcal）	昼食（%）	夕食 給与量（kcal）	夕食（%）	その他 給与量（kcal）	その他（%）
	2,000	600	30	700	35	700	35		

⑨１日当たりの給与エネルギー目標量・給与栄養素目標量の設定

栄養素など		１日当たり
給与エネルギー目標量		2,000 kcal/日
最頻度　2,000 kcal　　中央値　2,000 kcal 平均値　2,000 kcal		
対象者の分布 範囲：1,750 kcal 〜（15%） 2,000 kcal 〜（65%） 2,200 kcal 〜（20%）		
たんぱく質	(g)	65　〜　100
エネルギー比率	(%E)	13　〜　20
脂質	(g)	44　〜　67
エネルギー比率	(%E)	20　〜　30
炭水化物	(g)	250　〜　325
エネルギー比率	(%E)	50　〜　65
食物繊維総量	(g)	18 以上
カルシウム	(mg)	650
鉄	(mg)	10.5
ビタミン A	(μgRAE)	650
ビタミン B_1	(mg)	1.10
ビタミン B_2	(mg)	1.20
ビタミン C	(mg)	100
食塩相当量	(g)	7 未満

⑩１食当たりの給与エネルギー目標量・給与栄養素目標量の設定

栄養素など		１食当たり　35%	間食など (　　　　　　　)
給与エネルギー目標量		700 kcal/食	
最頻度　700 kcal　　中央値　700 kcal 平均値　700 kcal			
対象者の分布 範囲：600 kcal（15%） 700 kcal（65%） 800 kcal（20%）			
たんぱく質	(g)	23　〜　35	
エネルギー比率	(%E)	13　〜　20	
脂質	(g)	16　〜　23	
エネルギー比率	(%E)	20　〜　30	
炭水化物	(g)	88　〜　114	
エネルギー比率	(%E)	50　〜　65	
食物繊維総量	(g)	6.3 以上	
カルシウム	(mg)	228	
鉄	(mg)	3.7	
ビタミン A	(μgRAE)	228	
ビタミン B_1	(mg)	0.39	
ビタミン B_2	(mg)	0.42	
ビタミン C	(mg)	35	
食塩相当量	(g)	2.5 未満	

演習1 給食の設定と給与栄養目標量の設定

①施設の種類		事業所・病院・高齢者施設・保育所・学校給食・その他（ ）	栄養管理の設定	③献立提示	献立表 展示
②給食の設定	対象者			③栄養成分表示	
	特 徴			④喫食調査方法	嗜好調査 満足度調査（アンケート） 残菜調査
②食事区分		朝食 昼食 夕食 その他（ ）		⑤栄養情報提供	ポスター 卓上メモ 献立表に一口メモ ポップ

給与エネルギー目標量の設定（事業所・病院・高齢者施設）保育所・学校給食は別設定のためそれぞれの指標を参照のこと

⑥性・年齢・身体活動レベル別人員構成（人）	年齢階級（歳）	身体活動レベル／性別					
		低い		ふつう		高い	
		男性	女性	男性	女性	男性	女性
	18-29						
	30-49						
	50-64						
男性：女性 ＝ （ 人）：（ 人）	65-74						

対象者の特徴	年齢階級（歳）	性	身体活動レベル		基礎代謝量 kcal/日	推定エネルギー必要量*1（kcal／日）	推定エネルギー必要量(丸め値)（kcal／日）	対象人数（人）	給与エネルギー目標量*2（kcal／日）
⑦推定エネルギー必要量の算定	18-29	男性	低い	1.5	1,490				
			ふつう	1.75	1,490				
			高い	2.0	1,490				
		女性	低い	1.5	1,130				
			ふつう	1.75	1,130				
			高い	2.0	1,130				
	30-49	男性	低い	1.5	1,570				
			ふつう	1.75	1,570				
			高い	2.0	1,570				
		女性	低い	1.5	1,170				
			ふつう	1.75	1,170				
			高い	2.0	1,170				
	50-64	男性	低い	1.5	1,510				
			ふつう	1.75	1,510				
			高い	2.0	1,510				
		女性	低い	1.5	1,120				
			ふつう	1.75	1,120				
			高い	2.0	1,120				
	65-74（75歳～は省略）	男性	低い	1.5	1,390				
			ふつう	1.7	1,390				
			高い	1.9	1,390				
		女性	低い	1.5	1,090				
			ふつう	1.7	1,090				
			高い	1.9	1,090				

＊1 推定エネルギー必要量
＝身体活動レベル×基礎代謝量
＊2 給与エネルギー目標量
＝対象人数×推定エネルギー必要量

最頻値 kcal	中央値 kcal	[1][2]各合計	[1]	[2]
平均値 給与エネルギー目標量（[2] ÷ [1]）	整数 kcal（丸め値 kcal）			

⑧給与エネルギー目標量の決定（kcal）	1日当たり丸め値（kcal）	朝食		昼食		夕食		その他	
		給与量（kcal）	（%）	給与量（kcal）	（%）	給与量（kcal）	（%）	給与量（kcal）	（%）

⑨ 1日当たりの給与エネルギー目標量・給与栄養素目標量の設定

栄養素など	1日当たり
給与エネルギー目標量	kcal/日
最頻度 kcal 平均値 kcal	中央値 kcal
対象者の分布 範囲：	
たんぱく質 (g)	～
エネルギー比率 (%E)	～
脂質 (g)	～
エネルギー比率 (%E)	～
炭水化物 (g)	～
エネルギー比率 (%E)	～
食物繊維総量 (g)	以上
カルシウム (mg)	
鉄 (mg)	
ビタミンA (μgRAE)	
ビタミンB_1 (mg)	
ビタミンB_2 (mg)	
ビタミンC (mg)	
食塩相当量 (g)	未満

⑩ 1食当たりの給与エネルギー目標量・給与栄養素目標量の設定

栄養素など	1食当たり %	間食など ( )
給与エネルギー目標量	kcal/食	
最頻度 kcal 平均値 kcal	中央値 kcal	
対象者の分布 範囲：		
たんぱく質 (g)	～	
エネルギー比率 (%E)	～	
脂質 (g)	～	
エネルギー比率 (%E)	～	
炭水化物 (g)	～	
エネルギー比率 (%E)	～	
食物繊維総量 (g)	以上	
カルシウム (mg)		
鉄 (mg)		
ビタミンA (μgRAE)		
ビタミンB_1 (mg)		
ビタミンB_2 (mg)		
ビタミンC (mg)		
食塩相当量 (g)	未満	

演習 2 ▶献立作成基準の設定

献立作成基準については，第3章1. 栄養管理（p.21 ～）を参照すること。

(1) 帳票の必要性

食事提供方法や給与栄養目標量，施設設備，利用者情報を参考にして食材料の使用量を設定し，献立作成や食品構成表の作成につなげる。

(2) 帳票作成のポイント

- 帳票作成は，1人当たりの目安量とできあがり重量を把握することがポイントとなる
  例えば，精白米1人当たり 70 g とした場合，炊飯後の重量変化率は 2.1 ～ 2.2 倍となることから，できあがり重量は1人当たり約 150 g となる
- 特定給食施設における食事提供方法を検討する

演習 2 ▶献立作成基準の作成手順

次の①～⑨の順番で記入し，献立作業基準の設定を行う。

① 食事提供方法
① 調理・提供システム
提供方式，献立の種類，調理の組み合わせ，調理・提供システムは，記載該当するものに○をつけ，必須の事項があれば

② 提供食数，提供時間　実習時間を考慮し，提供可能な食数と時間を記入

③ 食材料費　食材料の費用のみを記載（水光熱費や人件費は含まない）

④ 給与栄養目標量　演習1で算出した値を記入

⑤ 食材料　料理区分ごとに使用する食品群を記入

⑥ 1食当たりの目安量　各料理区分の食材料の使用量や食器の器の大きさを考慮して，目安量を検討

⑦ 献立作成期間（○○日間）の頻度

食材料の使用する回数を記入

なるべく多くの食材料を摂取できるよう，偏りのない頻度を心がける

⑧ 1食当たりのできあがり重量

料理の重量変化や食器の大きさなどを考慮して検討

⑨ 備考　アレルギー対応や特記事項がある場合は記載

演習 2 【記入例】献立作成基準の設定

献立作成基準

①食事提供方法	提供方式	単一定食 複数定食（主菜・副菜） （　　種類） カフェテリア	②提供食数	100　食
			②提供時間	12：00 〜
	献立の種類	カウンター方式　・　配膳方式	③食材料費	○○○　円
	料理の組み合わせ	主食　主菜　副菜 汁物　デザート	①調理・提供システム	クックサーブ　クックフリーズ クックチル　真空調理 ニュークックチル　アッセンブリー

④給与栄養目標量	エネルギー	700 kcal/食	穀類エネルギー比	（50%）	350 kcal
	たんぱく質	23　〜　35　g	（エネルギー比率	13 〜 20%E）	
			動物性たんぱく質比	（45%）	10.4 〜 15.8 g
	脂質	16　〜　23　g	（エネルギー比率	20 〜 30%E）	
	炭水化物	88　〜　114　g	（エネルギー比率	50 〜 65%E）	
	食物繊維総量	6.3 g 以上	ビタミン B_1	0.39　mg	
	カルシウム	228 mg	ビタミン B_2	0.42　mg	
	鉄	3.7 mg	ビタミン C	35　mg	
	ビタミン A	228 μgRAE	食塩相当量	2.5　g 未満	

	料理区分	⑤食材料	⑥ 1 食当たりの目安量（g）	⑦献立作成期間（12 日間）の頻度	⑧ 1 食当たりのできあがり重量	⑨備　考
食材料の使用量設定	主　食	こめ パン めん類（ゆでめん）	70 80 180 〜 200	9 2 1	150 g 80 g 180 〜 200 g	各アレルギーへの対応が必要
	主　菜	肉類 魚類 卵類 豆・豆製品類	50 〜 100 50 〜 100 50 〜 100 100 〜 150	4 4 2 2	主菜合計量 50 〜 150 g 付け合わせなどは別 （副菜で合算）	各アレルギーへの対応が必要
	副　菜	緑黄色野菜 淡色野菜 いも類 藻類 きのこ類	50 80 60 〜 70 1 10 〜 20	12 12 6 適宜 適宜	副菜合計量 50 〜 100 g	
	汁　物	緑黄色野菜 淡色野菜 いも類 藻類 きのこ類	副菜などで不足してる場合に汁物で補う	12 12 6 適宜 適宜	汁物合計量 具：10 〜 50 g 汁：130 〜 180 g	
	（デザート）	乳・乳製品類 果物類	50 〜 200 60 〜 90	適宜 適宜	60 〜 100 g	各アレルギーへの対応が必要
	その他					

演習2　献立作成基準の設定

献立作成基準

①食事提供方法	提供方式	単一定食 複数定食（主菜・副菜） （　　種類） カフェテリア	②提供食数	食
			②提供時間	
	献立の種類	カウンター方式　・　配膳方式	③食材料費	円
	料理の組み合わせ	主食　主菜　副菜 汁物　デザート	①調理・提供システム	クックサーブ　クックフリーズ クックチル　真空調理 ニュークックチル　アッセンブリー

④給与栄養目標量	エネルギー	kcal/食	穀類エネルギー比　（　%）		kcal
	たんぱく質	～　g	（エネルギー比率　～　%E）		
			動物性たんぱく質比　（　%）		～　g
	脂質	～　g	（エネルギー比率　～　%E）		
	炭水化物	～　g	（エネルギー比率　～　%E）		
	食物繊維総量	g 以上	ビタミン B_1	mg	
	カルシウム	mg	ビタミン B_2	mg	
	鉄	mg	ビタミンC	mg	
	ビタミンA	μgRAE	食塩相当量	g 未満	

	料理区分	⑤食材料	⑥1食当たりの目安量（g）	⑦献立作成期間（　日間）の頻度	⑧1食当たりのできあがり重量	⑨備　考
食材料の使用量設定	主　食	こめ パン めん類（ゆでめん）				
	主　菜	肉類 魚類 卵類 豆・豆製品類				
	副　菜	緑黄色野菜 淡色野菜 いも類 藻類 きのこ類				
	汁　物	緑黄色野菜 淡色野菜 いも類 藻類 きのこ類				
	（デザート）	乳・乳製品類 果物類				
	その他					

計画 1 予定献立表の作成（大量調理用・試作用）

予定献立表については，第 3 章 2．献立管理（p.29 ～）を参照すること。

(1) 帳票のポイント

予定献立作成におけるポイントは下記の通りである。

- 季節感，行事食，彩り，サービングサイズ，調理可能な料理どうしの組み合わせ（主菜と副菜ともに揚げ物を設定すると，同じ調理機器（フライヤー）の使用頻度が増え，調理工程で時間のロスが発生し，提供までの時間がかかる），食材料費などを考慮すること。
- 献立名は，調理様式がわかるような名称で書く。食材料名は，使用重量が大きいものから，調理に使用する順番を考慮して書く。
- 食材料名は，地域独自の名称も存在するため，必ず食品成分表に記載されている名称を使用する。
- 栄養価計算に使用する「純使用量」と，発注に使用する「総使用量」を間違えない。

(2) クックサーブと新調理システム（クックチル）の違いとポイント

調理法の適合性については，クックサーブはすべての調理法・食材料を使用することが可能である。しかし，新調理システムは，不向きな調理法（揚げ物・炒め物など）や食材料があるため，これらを除いた内容で献立作成を検討する必要がある。

調理法において，新調理システムでは不向きな料理の一例として揚げ物があり，特に天ぷらが不向きである。一方で適しているのは，煮物，蒸し物，焼き物である。煮物は，加熱調理後，時間が経過するごとに調味料が食材料の中まで拡散して味が変化する。また，焼き物はほとんどの料理に適している。ただし，照り焼きの場合はたれを再加熱時に塗ることや，あんかけやソースなどは料理と別に冷却・再加熱して料理にかけるとよい。

真空調理機を使用する場合，クックサーブで調理を行うより少ない調味料で味付けが可能であるため，減塩した献立を立てやすく，食材料費の低減にも役立つ。

コラム 「調理中に損失する調味料の記載例」

いたずりや塩ゆでなど，調理の下処理において，食塩を使用する場合がある。この食塩は，調理作業中に食材料からは喪失しており，結果的に利用者は摂取していない。

ポイントは，食塩の使用量の把握と，予定食材料費を算出することである。

- 「献立作成の作業」と「発注のための作業の食材料名」には使用する食塩と使用量を記載し，予定食材料費を算出する。
- 「食べる量の栄養価計算」の食材料名と数値については，食材料から食塩が喪失しているため記載は不要である。
- 調理作業指示書（料理レシピ）に記載すると調理時に入れ忘れを防ぐことができる。

計画 1　予定献立表の作成手順

次の①～⑩の順番で記入し，予定献立表を作成する。

献立名：主食 → 主菜 → 副菜 → 汁物 →（デザート）の順に記載する

① **食材料発注用の食材料名**　納品業者にもわかる食材料の一般名を記入

② **1人分の純使用量（可食量）**　1人分の純使用量（可食量）を記入

③ **廃棄率**　食品成分表の数値を記載する。試作時に廃棄率を算出している場合はその値を記入

④ **1人分の総使用量（使用量）**　1人分の純使用量に可食部率を除した値を記入

1人分の総使用量 ＝ 1人分の純使用量（g 1人分）÷（100 － 廃棄率）× 100

＊廃棄率が0%の場合は①をそのまま記入

⑤ ____**食分総使用量（使用量）**　③に必要人数分を乗じた値を記入

＊肉や魚を1切れ単位で発注する場合は，1切れ分をそのまま保存食とする場合がある。その場合は，1切れ分の重量を総使用量に追加する。

＊（　　）食分総使用量 ＝ 発注量 ＝ ③（1人分の総使用量）× 食数

⑥ **予定食材料費**　各食材の予定食材料費を算出。その値の合計を食数で除し，1人分として記入

予定食材料費（原価表などから算出）

＝ 原価表などの金額 ÷ 原価表のkg単価（g単価）× 総使用量

予定食材料費（試作時の購入金額から算出）

＝ 試作購入時金額 ÷ 試作時購入重量 × 総使用量

＊1人当たりの予定食材料費 ＝ 予定食材料費合計 ÷ 食数もしくは試作食数

⑦ **栄養価計算用食材料名（調理後の食材料名）**

食品成分表に記載されている「ゆで」や「焼き」といった加熱後の食材料名を記入

⑧ **重量変化率**　食品成分表に記載された数値を記載

⑨ **重量変化後の純使用量**　②純使用量に⑧重量変化率を乗じた値を記入。この数値は予定献立表の栄養価計算で使用する

重量変化後の純使用量（g）＝ ②純使用量（g）× ⑧重量変化率（%）÷ 100

⑩ **調味%・備考**　調味%は，料理に使用した調味料の食塩相当量（塩分%）や糖分（糖分%）を表記する。また，食材料由来の食塩相当量や糖分を含んでいるかも明記する必要がある。備考は，特記事項（サイズや個数表示などの指定）があれば記載する

計画１　【記入例】予定献立表および発注量　＜大量調理用・試作用＞

担当教員

年　　月　　日（　　）　　クラス：　　　　　　　　班：　　　　　　　　担当者：　　　　　　食数 40 食

献立名	献立作成の作業項目（献立作成時の数値を記載） ① 食材料発注用の食材料名 （調理前の食材料名）	調理作業指示書の数値 ② １人分の純使用量（可食量） 調理前の生重量 (g)	食品成分表の数値 ③ 廃棄率 (%)	発注のための作業項目（献立作成時データから発注量を求める） 発注時の総使用量 ④ １人分の総使用量（使用量） (g)	発注量 ⑤(40) 食分総使用量（使用量） (g)	⑥ 予定食材料費 (円)	できあがり量を栄養価計算するための項目（重量変化後の純使用量を求める） 喫食量（栄養価計算資料） ⑦ 栄養価計算用食材料名 （調理後の食材料名）	⑧ 重量変化率 (%)	⑨ 重量変化後の純使用量 調理後の重量 (g)	※個数での発注や指定規格など ⑩ 調味%・備考（規格など）
ごはん	こめ（水稲・精白米）	70		70	2,800	1,368.0	こめ（めし・精白米）	210	147	
	水	91		91	3,640	0.0				こめの重量の 1.3 倍
タンドリーチキン	若どり・もも（皮つき）-生	90		90	3,600	3,017.3	若どり・もも（皮つき）-焼き	61	55	1 切れ 90 g
	食塩	0.6		0.6	24	2.6	食塩	100	0.6	肉の 0.9 %塩分
	ヨーグルト（全脂無糖）	5		5	200	102.6	ヨーグルト（全脂無糖）	100	5	
	マヨネーズ（全卵型）	5		5	200	128.6	マヨネーズ（全卵型）	100	5	
	カレー粉	0.3		0.3	12	37.2	カレー粉	100	0.3	
	トマトケチャップ	1.5		1.5	60	2.3	トマトケチャップ	100	1.5	
（つけあわせ）にんじんのグラッセ	にんじん・根（皮つき）-生	30	10	33.3	1,333	450.0	にんじん・根（皮なし）-ゆで	87	26	
	水	30		30.0	1,200	0.0	水	100	30	
	有塩バター	2		2	80	141.8	有塩バター	100	2	
	車糖・上白糖	2		2	80	19.9	車糖・上白糖	100	2	
ブロッコリー	食塩	0.2		0.2	8	0.4	食塩	100	0.2	
	ブロッコリー・花序-冷凍	30		30	1,200	830.4	ブロッコリー・花序-ゆで	110	33	
	食塩	0.1		0.1	4	0.4	食塩	100	0.1	
かぼちゃの煮物	西洋かぼちゃ-冷凍	100		100	4,000	1,984.0	西洋かぼちゃ-ゆで	98	98	
	こいくちしょうゆ	5		5	200	84.6	こいくちしょうゆ	100	5	かぼちゃの 0.7%塩分
	車糖・上白糖	4		4	160	39.8	車糖・上白糖	100	4	かぼちゃの 4%糖分
	水	40		40	1,600		かつお・昆布だし	100	40	
	かつお・昆布だしパック	1.3		1.3	52	0.6				かつお・昆布だしパック（40 人で 1 P（52g））
リンゴのコンポート	りんご（皮つき）-生	90	6	95.7	3,830	3,020	りんご（皮なし）-生	100	90	1 個 1/8 切れ　20 個
	水	9		9	360	0	水	100	9	
	車糖・上白糖	9		9	360	89.6	車糖・上白糖	100	9	
					予定食材料費合計	11,320.2				
					一人当たりの予定食材料費	283.0				

②１人分の純使用量：調理作業指示書の分量，設定値を書く
③廃棄率：食品成分表を確認
④１人分の総使用量＝１人分の純使用量(g)÷(100－廃棄率)×100
　＊廃棄率が 0% の場合は①をそのまま記載
⑤(　　　) 食分総使用量＝発注量＝④１人分の総使用量×食数

⑥予定食材料費（原価表などから算出）＝原価表などの金額÷原価表の kg 単価（g 単価）×総使用量
　予定食材料費（試作時の購入金額から算出）＝試作購入時金額÷試作時購入重量×総使用量
　＊１人当たりの予定食材料費＝予定食材料費÷食数もしくは試作食数
⑧重量変化率：食品成分表を確認
⑨重量変化後の純使用量 (g)＝①純使用量 (g)×重量変化率（%）÷100
⑩調味%・備考：調味%は塩分 (%) や糖分 (%) を計算した値を記載。備考はサイズや個数表示などの指定を記載

計画１　予定献立表および発注量　<大量調理用・試作用>

年　　月　　日（　　）　　クラス：　　　　　　班：　　　　　　担当者：

担当教員

食数　　　　食

	献立作成の作業項目（献立作成時の数値を記載）			発注のための作業項目（献立作成時データから発注量を求める）			できあがり量を栄養価計算するための項目（重量変化後の純使用量を求める）			
		調理作業指示書の数値	食品成分表の数値	発注時の総使用量	発注量		喫食量（栄養価計算資料）			※個数での発注や指定規格など
献立名	① 食材料発注用の食材名（調理前の食材料名）	② 1人分の純使用量（可食量）調理前の生重量 (g)	③ 廃棄率 (%)	④ 1人分の総使用量（使用量） (g)	⑤（　）食分総使用量（使用量） (g)	⑥ 予定食材料費 (円)	⑦ 栄養価計算用食材料名（調理後の食材料名）	⑧ 重量変化率 (%)	⑨ 重量変化後の純使用量 調理後の重量 (g)	⑩ 調味%・備考（規格など）

予定食材料費合計	
一人当たりの予定食材料費	

計画1　予定献立表および発注量　<大量調理用・試作用>

年　　月　　日（　　）　　クラス：　　　　　　班：　　　　　　担当者：

担当教員

食数　　食

	献立作成の作業項目 （献立作成時の数値を記載）			発注のための作業項目 （献立作成時データから発注量を求める）			できあがり量を栄養価計算するための項目 （重量変化後の純使用量を求める）			
		調理作業指示書の数値	食品成分表の数値	発注時の総使用量	発注量		喫食量（栄養価計算資料）			※個数での発注や指定規格など
献立名	① 食材料発注用の食材料名 （調理前の食材料名）	② 1人分の純使用量（可食量） 調理前の生重量 (g)	③ 廃棄率 (%)	④ 1人分の総使用量（使用量） (g)	⑤（　） 食分総使用量（使用量） (g)	⑥ 予定食材料費 (円)	⑦ 栄養価計算用食材料名 （調理後の食材料名）	⑧ 重量変化率 (%)	⑨ 重量変化後の純使用量 調理後の重量 (g)	⑩ 調味%・備考（規格など）

予定食材料費合計	
一人当たりの予定食材料費	

計画２　予定献立表の栄養価計算（大量調理用・試作用）

予定献立表の栄養価計算については，第３章２．献立管理（p.29～）を参照すること。

(1) 帳票の必要性

立案した予定献立表の栄養価計算を行い，給与栄養目標量や献立作成基準を満たしているかについて確認するために必要である。

(2) 帳票作成のポイント

食品成分表を使用し，エネルギーおよび栄養素を算出すること。

計画２　予定献立表の栄養価計算作成手順

① **献立名**　主食，主菜，副菜，汁物，（デザート）の順に記入

② **食品番号**　食品成分表に記載された食品番号を転記

③ **食材料名**　計画１に記載した食材料名を転記

④ **重量変化後の純使用量**　計画１，⑨の数値を転記

⑤ **エネルギー・栄養素成分**　最新の食品成分表を用いて，栄養価計算した結果を記入。料理ごとに線を引き，小計を記入して区分

⑥ **エネルギー産生栄養素バランス**

三大栄養素（たんぱく質，脂質，炭水化物）のエネルギー量をそれぞれ求め，１食全体のエネルギーに対する割合を算出

〔エネルギー産生栄養素バランスの算出方法〕

- **たんぱく質エネルギー比率（%E）**

  アミノ酸組成によるたんぱく質量合計値（g）× 4 kcal ÷ エネルギー量合計値（kcal）

- **脂質エネルギー比率（%E）**

  脂肪酸のトリグリセロール当量の質量合計値（g）× 9 kcal ÷ エネルギー量合計値（kcal）

- **炭水化物エネルギー比率（%E）**

  100（%）−（たんぱく質エネルギー比率（%）＋ 脂質エネルギー比率（%））

計画２ 【記入例】予定献立表の栄養価計算表 ＜大量調理用・試作用＞

担当教員
⑧

〇〇年 △ 月 □ 日（ × ）　クラス：〇　　班：〇班　　担当者：□□ △△

①献立名	②食品番号	③栄養価計算用食材料名（調理後の食材料名）	④重量変化後の純使用量（調理後の重量）(g)	⑤エネルギー (kcal)	たんぱく質 アミノ酸組成によるたんぱく質 (g)	脂質 脂肪酸のトリアシルグリセロール当量 (g)	炭水化物 利用可能炭水化物（質量計）(g)	食物繊維総量 (g)	カルシウム (mg)	鉄 (mg)	ビタミンA（レチノール活性当量）(μg)	ビタミン B_1 (mg)	ビタミン B_2 (mg)	ビタミンC (mg)	食塩相当量 (g)
ごはん	1088	こめ（めし・精白米）	147	229	2.9	0.3	50.9	2.2	4	0.1	0	0.03	0.01	0	0.0
		小計		229	2.9	0.3	50.9	2.2	4	0.1	0	0.03	0.01	0	0.0
タンドリーチキン	11222	若どり・もも（皮つき）-焼き	55	121	14.5	7.0	0.0	0.0	3	0.5	14	0.08	0.13	1	0.1
	17012	食塩	0.6	0	0.0	0.0	0.0	0.0	0	0.0	0	0.00	0.00	0	0.6
	13025	ヨーグルト（全脂無糖）	5	3	0.2	0.1	0.2	0.0	6	0.0	2	0.00	0.01	0	0.0
	17042	マヨネーズ（全卵型）	5	33	0.1	3.6	0.1	0.0	0	0.0	1	0.00	0.00	0	0.1
	17061	カレー粉	0.3	1	0.0	0.0	0.0	0.1	2	0.1	0	0.00	0.00	0	0.0
	17036	トマトケチャップ	1.5	2	0.0	0.0	0.4	0.0	0	0.0	1	0.00	0.00	0	0.0
		小計		160	14.8	10.7	0.7	0.1	11	0.6	18	0.08	0.14	1	0.8
（つけあわせ）にんじんのグラッセ	6215	にんじん・根（皮なし）-ゆで	26	7	0.1	0.0	1.3	0.7	8	0.1	190	0.02	0.01	1	0.0
	19001	水	30	0	0.0	0.0	0.0	0.0	0	0.0	0	0.00	0.00	0	0.0
	14017	有塩バター	2	14	0.0	1.5	0.0	0.0	0	0.0	10	0.00	0.00	0	0.0
	3003	車糖・上白糖	2	8	0.0	0.0	2.0	0.0	0	0.0	0	0.00	0.00	0	0.0
	17012	食塩	0.2	0	0.0	0.0	0.0	0.0	0	0.0	0	0.00	0.00	0	0.2
ブロッコリー	6264	ブロッコリー・花序-ゆで	33	10	0.9	0.1	0.4	1.4	14	0.3	23	0.02	0.03	18	0.0
	17012	食塩	0.1	0	0.0	0.0	0.0	0.0	0	0.0	0	0.00	0.00	0	0.1
		小計		39	1.0	1.6	3.7	2.1	22	0.4	223	0.04	0.04	19	0.3
かぼちゃの煮物	6049	西洋かぼちゃ-ゆで	98	78	1.0	0.2	15.9	4.0	22	0.3	206	0.04	0.06	31	0.0
	17007	こいくちしょうゆ	5	4	0.3	0.0	0.1	0.0	1	0.1	0	0.00	0.01	0	0.7
	3003	車糖・上白糖	4	16	0.0	0.0	4.0	0.0	0	0.0	0	0.00	0.00	0	0.0
	17021	かつお・昆布だし	40	1	0.1	0.0	0.0	0.0	1	0.0	0	0.00	0.00	0	0.0
		小計		99	1.4	0.2	20.0	4.0	24	0.4	206	0.04	0.07	31	0.7
リンゴのコンポート	7148	りんご（皮なし）-生	90	48	0.1	0.0	11.0	1.3	3	0.1	1	0.02	0.00	4	0.0
	19001	水	9	0	0.0	0.0	0.0	0.0	0	0.0	0	0.00	0.00	0	0.0
	3003	車糖・上白糖	9	35	0.0	0.0	8.9	0.0	0	0.0	0	0.00	0.00	0	0.0
		小計		83	0.1	0.0	19.9	1.3	3	0.1	1	0.02	0.00	4	0.0
合計				610	20.2	12.8	95.1	9.7	64	1.6	447	0.21	0.26	55	1.8

⑥エネルギー産生栄養素バランス　たんぱく質エネルギー比（P比）13.2 %　脂肪エネルギー比（F比）19.3 %　炭水化物エネルギー比（C比）67.5 %

計画２　予定献立表の栄養価計算表　<大量調理用・試作用>

担当教員

年　　月　　日（　　）　クラス：　　　　　班：　　　　　担当者：

				⑤											
					たんぱく質	脂質	炭水化物								
① 献立名	② 食品番号	③栄養価計算用食材料名 (調理後の食材料名)	④重量変化後の純使用量 (調理後の重量) (g)	エネルギー (kcal)	アミノ酸組成によるたんぱく質 (g)	脂肪酸のトリアシルグリセロール当量 (g)	利用可能炭水化物 (質量計) (g)	食物繊維総量 (g)	カルシウム (mg)	鉄 (mg)	ビタミンA (レチノール活性当量) (μg)	ビタミンB_1 (mg)	ビタミンB_2 (mg)	ビタミンC (mg)	食塩相当量 (g)
合　計															

⑥エネルギー産生栄養素バランス　　たんぱく質エネルギー比（P比）　　　％　　脂肪エネルギー比（F比）　　　％　　炭水化物エネルギー比（C比）　　　％

計画3 計画4 発注量集計表および発注伝票の作成

発注関連については第3章3. 食材料管理（p.39 ～）を参照すること。

(1) 帳票の必要性

発注量集計表は，食材料の発注・納品の日時や食材料の名称・重量を記録することで，給食施設に納入された食材料の動向を把握することができる。

発注伝票は，納品された食材料リストが記載されており，未発注や重量・個数の違い，発注作業のミスを確認することができ，購入業者ごとに渡される。また，業者に「いつ，なにを，どのくらい（重量や個数）」発注したかを確認する書類であり，納品された食材料は，発注伝票と照らしあわせ，注文通りに納入されているか確認する作業（検収作業）の際にも必要となる。

(2) 帳票のポイント

生鮮食品は，発注した日時に使用する量，常備食品は各食材料の在庫量を差し引いた量が発注量となることから，複数人で確認してから発注するとよい。

① 給食施設で使用する食材料の分類（生鮮食品，乾燥食品，冷凍商品など）・使用状況，購入履歴のある食材料など，保存温度・期間を考慮して発注する必要がある
② 個数発注するときは，個数と1個当たりの重量を記入するとよい
③ 魚介類は切り身の場合，1切れ何gかを表記する
④ 肉類は，スライスの厚さ，部位，ブロックの大きさを表記する
⑤ 豆腐は，木綿か絹ごしなどの種類を表記する
⑥ 缶詰は，内容量（液体＋固形）と固形量（固形物のみ）のどちらか，表記する
⑦ 冷凍食品を発注する際は，「(冷)」または「冷凍○○」と表記する
⑧ 予定献立表に基づいて発注を行う。その際，名称が似ている「純使用量」「使用量」「総使用量」などに記載されている重量の取り扱いに注意する
⑨ メーカー指定がある場合は記載する
⑩ だし汁を使用する場合，かつおや昆布を使い自分で調製するのか，顆粒だしのような市販品を利用するのか，必ず記載する

計画3 発注量集計表の作成手順

次の①～⑤の順番で記入し発注量集計表を作成する。

① **発注日，商店名**　発注日時ならびに発注した業者名を記入

② **納品日，納品時間**　納品された日時を記載。同じ食材料が複数回に分けて納品される場合は，その都度納品された時間を記入

③ **食材料名，数量**　食材料名は計画1の食材料発注用の食材料名を記入。数量は計画1で算出した「(　　) 食分」の総使用量の値を記入。保存食は

「(　　)食分」の総使用量に保存食分を追加する

④ 保存食チェック　保存食分を追加発注する場合は，保存食分を追加した項目にチェックまたは数値のどちらかを記入

⑤ 備考　納品が複数回に分かれる場合は，備考欄に目印を付けておくと食材料の取り違いなどを防ぐことができる

計画３【記入例】発注量集計表

担当教員

(計画１「発注のための作業」欄を確認しながら記入)

○○年 △ 月 □ 日 （ × ）　クラス：○　班：○ 班　担当者：□□ △△

計画１食材料発注用の食材名を転記　計画１④（40）食分の総使用量を転記　保存食が必要な場合は☑を記載，もしくは予定保存食量を記載する

①発注日 月	①発注日 日	①商店名	②納品日 月	②納品日 日	②納品時間	③食材料名	③数量	④保存食チェック	⑤備　考
△	○	○○商店	△	□	××：○○	にんじん	1.4 kg	✓	
						りんご	21 個	✓	(1 個 180 ～ 200 g)
						ヨーグルト(全脂無糖)	300 g	✓	
						有塩バター	130 g	✓	
△	○	□□精肉店	△	□	××：○○	若どり・もも(皮つき)	41 切れ	✓	(1 切れ 90 g)
△	○	△△米穀店	△	□	××：○○	精白米	2.8 kg		
△	○	××商店	△	□	××：○○	食塩	36 g		
						マヨネーズ（全卵型）	250 g		
						カレー粉	12 g		
						トマトケチャップ	150 g		
						砂糖	600 g		
						かつお・昆布だしパック	1 P（52 g）		
						こいくちしょうゆ	200 g		
						ブロッコリー・冷凍	1.3 kg	✓	
						かぼちゃ・冷凍	4.1 kg	✓	

●数量は，保存食量の追加を忘れずに　●単位に気をつける（g・kg など）

計画３　発注量集計表

担当教員

年　　月　　日（　　）　クラス：　　　　　班：　　　　　担当者：

計画１食材料発注用の食材料名を転記（③食材料名）

計画１④（　　）食分の総使用量を転記（③数量）

保存食が必要な場合は☑を記載，もしくは予定保存食量を記載する（④保存食チェック）

①発注日		①商店名	②納品日		②納品時間	③食材料名	③数量	④保存食チェック	⑤備　考
月	日		月	日					

●数量は，保存食量の追加を忘れずに　●単位に気をつける（g・kg など）

計画４　発注伝票の作成手順

発注伝票：大きな文字で納入業者がわかりやすいように記載する。特に，単位と小数点は見落としがちなため強調するなど，発注ミスを低減する工夫を行う必要がある。また，発注日や納品日時などの記入漏れがないか再確認する。

＊発注伝票は各養成校で異なるため一例を示している。

計画４　【記入例】発注伝票（例）

発注伝票（即日消費食品）

○○商店　御中

発注日：　○○年 △ 月 △ 日（△）

納品日時：　○○年 △ 月 □ 日（□） ××：○○

納品場所：　給食経営管理実習室

使用日時：　○○年 △ 月 □ 日（□） ××：○○

食材料名	発注量	規　格	備　考
にんじん	1.4 kg		
りんご	4 kg	21 個（1 個 180 ～ 200 g）	
ヨーグルト（全脂無糖）	300 g		
有塩バター	130 g		

担当者：△△　××　　連絡先：○○-○○○○-○○○○

発注伝票（在庫食品）

△△米穀　御中

発注日：　○○年 △ 月 △ 日（△）

納品日時：　○○年 △ 月 △ 日（△） ××：○○

納品場所：　給食経営管理実習室

使用日時：　○○年 △ 月 □ 日（□） ××：○○

食材料名	発注量	規　格	備　考
精白米	2.8 kg	3 kg 入り 1 袋	銘柄：こしひかり

担当者：△△　××　　連絡先：○○-○○○○-○○○○

計画 4　発注伝票（例）

計画 3 を確認しながら各業者ごとの発注伝票を作成する

発注伝票

＿＿＿＿＿＿＿＿＿＿＿＿ 御中

発 注 日：　　　年　　月　　日（　　）

納品日時：　　　年　　月　　日（　　）　　：

納品場所：

使用日時：　　　年　　月　　日（　　）　　：

食材料名	発注量	規　格	備　考

担当者：＿＿＿＿＿＿＿＿＿　連絡先：＿＿＿＿＿＿＿＿＿＿＿＿

- 発注方法は，伝票，電話，FAX，電子メールなどがある。伝票などは，業者と連絡を取るため必ず手元に控えておく。また，発注漏れや発注ミスに注意する。

計画 5　調理作業指示書の作成

調理作業指示書については，第 3 章 4．生産管理・品質管理（p.45 ～）を参照すること。

調理作業指示書は，異なった調理従事者が料理を生産してもほぼ同じ味や料理が提供できる指示内容を考え，調理作業の流れに沿って簡潔に作成する。誤字・脱字がなく，わかりやすい表現で書くことが重要である。特に，機器・器具の準備時間，機器の予熱・予冷開始時間，盛付け開始前の準備作業や時間も必要に応じて記載する。最後に，調理作業工程表を確認して食材料や手順などが抜けていないか再度確認する。

(1) 帳票の必要性

調理作業指示書は，予定献立表から大量調理を実施するための調理方法を記載したものであり，円滑な大量調理を実施するために必要な帳票で設計品質を示すものである。調理作業指示書は，調理方法・調味％などの標準化を図ることが期待できる。

(2) 帳票の作成方法のポイント

- 調理工程と HACCP の危害分析重要管理点（p.9，表 2-2），「管理基準の設定内容」を確認し，記載が必要な事項（洗浄方法，温度・時間管理など）があれば調理作業指示書に記載するか，衛生管理基準の一覧を別紙に作成するとよい
- 洗浄方法や切り方（形や大きさ）を具体的に記載し，下調理がある場合も記載する
- 加熱調理の場合は，加熱条件（使用機器，設定温度・湿度，加熱時間）と 1 回当たりの調理する量（1 つのホテルパンに何枚並べるか，など）を記載する
- 調味を行う手順を記載する（食材料の投入順序，調味料の投入のタイミングなど）
- 調理後の保管方法を記載する（冷蔵庫で保管，ウォーマーテーブルで保温するなど）

(3) クックサーブとクックチルの違い

冷却過程の温度と時間において，クックサーブは，食材料を加熱調理後に冷却する場合には，**30 分以内に中心温度を 20℃付近（または 60 分以内に中心温度を 10℃付近）まで冷却する**。クックチルは，**加熱調理後 30 分以内に**冷却を開始し **90 分以内に中心温度 0 ～ 3℃まで冷却する**点が異なるので注意が必要である。

計画 5　調理作業指示書（クックサーブ・クックチル指示書）の作成手順

次の①～⑧の順番で記入し，調理作業指示書を作成する。

① 献立名，②食材料名　計画 1 の献立名と食材料名を転記

③ 総使用量（使用量）　総使用量（使用量）を転記

④ 下処理室　下処理室で実施する作業内容を記入

⑤ 主調理室　主調理室で実施する作業内容を記入

⑥ 盛付け室　盛付け室で実施する作業内容を記入

⑦ 使用機器　それぞれの調理工程で使用する機器・器具などを記入

⑧ 作業者名　担当者を記入

（参考）従来のシステムと新調理システムの調理工程

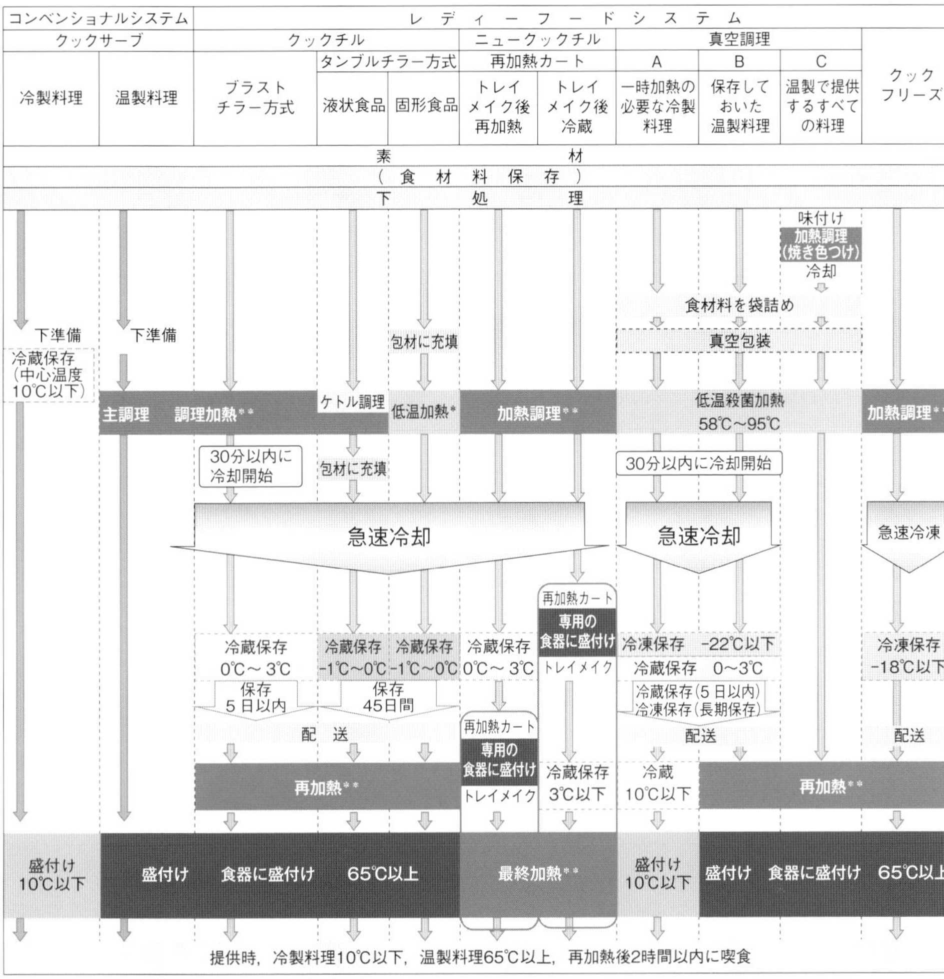

＊中心温度70～75℃で長時間加熱
＊＊中心温度75℃１分以上（二枚貝等ノロウイルス汚染のおそれのある食品は85～90℃90秒以上）

出典）長田早苗，大原栄二：三訂給食の運営，建帛社，p.80，2025.

計画 5 【記入例】 調理作業指示書（クックサーブ指示書）

担当教員
◎

○○年 △ 月 □ 日 （ × ） クラス：○ 班：○班 担当者：□□ △△

① 献立名	② 食材料名	③ (40) 食分 総使用量 (使用量) (g)	④ 下処理室	⑤ 主調理室	⑥ 盛付け室 (消毒済みの食器を使用すること)	⑦ 使用機器	⑧ 作業者名
計画 1 を転記			作業内容を記載	作業内容を記載		機器を記入	
ごはん	こめ（水稲・精白米） 水	2,800 3.640	①米を計量し，洗米機で洗米する	②炊飯釜に洗米した精白米と定量の水を入れ浸漬する（30 分〜 1 時間） ③炊飯を行う	**盛付け前に手洗い** **手洗い後の手袋の着用** **アルコール消毒** ④全体重量を算出し，炊飯釜の重さを引き，利用者数で割る。これを 1 人分の重量として盛付ける 盛付けまでは炊飯ジャーで保温する（65℃以上で保温） **④保温温度と保温時間の確認と記録**	ボウル・ザル・はかり 洗米機 炊飯器 しゃもじ 炊飯ジャー	B 班
タンドリーチキン	若どり・もも(皮つき)-生 食塩 ヨーグルト (全脂無糖) マヨネーズ（全卵型） カレー粉 トマトケチャップ	90 g × 40 切 24 200 200 12 60	**①〜③二次汚染防止・交差汚染防止，②③手袋着用** ①調味料（食塩・ヨーグルト・マヨネーズ・カレー粉・トマトケチャップ）を計量し，混ぜ合わせる ②肉用バットに鶏肉と①を加え軽くもみ，15 分程度漬けておく（10℃以下で保存） ③ホテルパンにオーブンシートを敷き，その上に漬けていた鶏肉を並べる （鉄板 1 枚に鶏肉 12 枚のせる） **＊作業終了後は手洗いを 2 回実施**	（スチームコンベクションオーブンの予熱） ④スチームコンベクションオーブン（コンビモード 200℃，100%，15 分，ファン 3）で加熱し，中心温度が 75 度以上，1 分以上の加熱を確認する **④中心温度と加熱時間の確認と記録**	⑤提供時に食器に盛付ける	はかり ボウル バット ホテルパン スチームコンベクションオーブン オーブンシート ウォーマーテーブル トング	C 班
（つけあわせ） にんじんのグラッセ	にんじん・根(皮つき)-生 水 有塩バター 車糖・上白糖 食塩	1,400 1,200 80 80 8	**①異物混入・腐敗・異臭・虫などの確認** ①にんじんは皮をむき，3 層シンクで洗浄する ② 1 cm 幅の輪切りにして，1 人 2 〜 3 枚に調整する（80 枚か 120 枚） （すぐに使用しない場合は冷蔵庫で 10℃以下で保存）	③中鍋に，にんじんを入れ水とバター，砂糖，食塩を加え汁気がなくなるまで煮る（中心温度が 75 度以上，1 分以上の加熱を確認する） **③中心温度と加熱時間の確認と記録**	④そのままウォーマーテーブルで保温し，提供時に食器に盛付ける （1 人 2 〜 3 枚程度） （65℃以上で保温） **④保温温度と保温時間の確認と記録**	ボウル 中鍋 ウォーマーテーブル 中心温度計 トング	D 班

ブロッコリー	ブロッコリー・花序−冷凍 食塩	1,200 4	①異物混入・腐敗・異臭・虫などの確認 ①袋を洗浄してから開封し，冷凍のまま穴あきホテルパンに入れる（個数を数えておく） （すぐに使用しない場合は冷蔵庫で10℃以下で保存）	②中鍋に水を入れ，沸騰したらブロッコリーを入れて加熱する（中心温度が75度以上，1分以上の加熱を確認する） ②中心温度と加熱時間の確認と記録 ③よく湯切りする 湯切りができたらブロッコリーに食塩をふりかける	④提供時に食器に盛付ける （1人前2〜3個程度）	穴あきホテルパン ボウル 中鍋 ザル 中心温度計 トング	E班
かぼちゃの煮物	西洋かぼちゃ−冷凍 こいくちしょうゆ 車糖・上白糖 水 かつお・昆布だしパック	4,000 200 160 1,600 1P（52 g）	①異物混入・腐敗・異臭・虫などの確認 ①袋を消毒してから開封し，個数を数える （すぐに使用しない場合は冷蔵庫で10℃以下で保存）	②鍋にだし汁と調味料を入れ煮立たせる ③②に①を入れ中火で煮る。沸騰直前で弱火にして15〜20分程度煮含める（中心温度が75度以上，1分以上の加熱を確認する） ③中心温度と加熱時間の確認と記録・調味%の確認と記録	④提供までウォーマーテーブルで保温し，提供時に食器に盛付ける （1人3個〜4個） （65℃以上で保温） ④保温温度と保温時間の確認と記録	ボウル 中鍋 ウォーマーテーブル トング	F班
リンゴのコンポート	りんご（皮つき）−生 水 砂糖	3,830 （20個） 360 360	①異物混入・腐敗・異臭・虫などの確認 ①りんごは3層シンクで洗浄・消毒する	②皮と芯をとり1/8カットにする ③鍋に水，砂糖を入れてシロップを煮詰める ④③の粗熱をとる（ブラストチラーなど使用） ⑤ホテルパンにりんごを並べ，最後にシロップを入れる ⑥スチームコンベクションオーブン（コンビモード温度130℃，湿度100%，25分）で加熱し，中心温度が75度以上，1分以上の加熱を確認する ⑦⑥をブラストチラーで冷却する （30分以内に20度付近，もしくは60分以内に10℃付近まで冷却）	⑧冷蔵庫で保冷し，提供時に食器に盛付ける（1人3個程度） （10℃以下で保冷）	包丁・まな板 鍋 ゴムベラ スチームコンベクションオーブン ブラストチラー トング	G班
			下処理担当：A班	⑥中心温度と加熱時間の確認と記録 ⑦冷却開始時間と終了時間と温度の確認と記録			

表中の［　］内は，管理基準の設定内容である確認事項や注意点を記載する。番号（①②など）は，調理作業手順の番号を示す。

＊記入時の注意点

記入例	問題点	改善策
○○を切る ◇◇を切る	切り方，長さ，厚さなどがわからない	○○を2 cm幅のいちょう切りに切る ◇◇を2 cm幅，長さ4 cm，厚さ5 mmの色紙切りに切る
△△を焼く ××を煮る	焼く・煮るの調理法はわかるが，どの機器を使うか不明であり，加熱温度や時間がわからない	△△をスチームコンベクションオーブンで190℃，湿度100%，15分加熱する ××を大鍋で落し蓋をして弱火で15分加熱する
□□を冷やす	冷やす方法が不明で冷却温度，時間の設定がない	□□をブラストチラーに入れ，90分以内に3℃以下まで冷却する

ポイント
- 冷却時間の考え方（目安）
  食材料の加熱時間の3倍
- 調理作業時間の目安
  試作時の15〜20倍程度

計画5 【記入例】 調理作業指示書（クックチル指示書）

＊　　　はクックチルで行う工程であり、クックサーブには含まれない。

〇〇年 △ 月 □ 日 （ × ）　クラス：〇　　班：〇班　　担当者：□□ △△

担当教員
⑧

① 献立名	② 食材料名	③ (40) 食分 総使用量 (使用量) (g)	④ 下処理室	⑤ 主調理室	⑥ 盛付け室 (消毒済みの食器を使用すること)	⑦ 使用機器	⑧ 作業者名
計画1を転記			作業内容を記載	作業内容を記載		機器を記入	
ごはん	こめ（水稲・精白米） 水	2,800 3,640	①米を計量し，洗米機で洗米する	②炊飯釜に洗米した精白米と定量の水を入れ浸漬する（30分～1時間） ③炊飯を行う ④炊飯後，ごはんをホテルパン2つに移し，ブラストチラーで冷却する （30分以内に開始，90分以内に3℃以下まで冷却） ⑤チルド状態（0～3℃）で保存 ⑥提供前に④をスチームコンベクションオーブン（スチームモード95℃）で再加熱（75℃ 1分間以上）する ④⑥中心温度と加熱時間の確認と記録	盛付け前に手洗い 手洗い後の手袋の着用 アルコール消毒 ⑦全体重量を算出し，ホテルパンの重さを引き，利用者数で割る。これを1人分の重量として盛付ける	ボウル・ザル・はかり 洗米機 炊飯器 しゃもじ ホテルパン ブラストチラー 冷蔵庫 スチームコンベクションオーブン	B班
タンドリーチキン	若どり・もも（皮つき）-生 食塩 ヨーグルト （全脂無糖） マヨネーズ（全卵型） カレー粉 トマトケチャップ	90 g × 40切 24 200 200 12 60	①～③二次汚染防止・交差汚染防止，②③手袋着用 ①調味料（食塩・ヨーグルト・マヨネーズ・カレー粉・トマトケチャップ）を計量し，混ぜ合わせる ②肉用バットに鶏肉と①を加え軽くもみ，15分程度漬けておく（10℃以下で保存） ③ホテルパンにオーブンシートを敷き，その上に漬けていた鶏肉を並べる。 （鉄板1枚に鶏肉12枚のせる） ＊作業終了後は手洗いを2回実施	（スチームコンベクションオーブンの予熱） ④スチームコンベクションオーブン（コンビモード200℃，100%，15分，ファン3）で加熱し，中心温度が75度以上，1分以上の加熱を確認する ⑤④をブラストチラーに入れて冷却する （30分以内に開始，90分以内に3℃以下まで冷却） ⑥チルド状態（0～3℃）で保存 ⑦提供前に⑥をスチームコンベクションオーブン（コンビモード温度130℃，湿度100%）で再加熱（75℃ 1分以上）する ④⑦中心温度と加熱時間の確認と記録 ⑤冷却開始時間と終了時間と温度の確認と記録 ⑥チルド保存中の温度と時間の確認と記録	⑧食器に盛付ける	はかり ボウル バット はかり ホテルパン スチームコンベクションオーブン オーブンシート ブラストチラー 冷蔵庫 トング	C班
（つけあわせ） にんじんのグラッセ	にんじん・根（皮つき）-生 水 有塩バター 砂糖 食塩	1,400 1,200 80 80 8	①異物混入・腐敗・異臭・虫などの確認 ①にんじんは皮をむき，3層シンクで洗浄する ②1 cm幅の輪切りにして，1人2～3枚に調整する（80枚または120枚） ③切ったにんじんを小バットに20枚～30枚入れる（4セット作成）	④別々のボウルにバター20 g，砂糖20 g，食塩0.2 gをそれぞれ4セットつくる ⑤真空包装袋に④（にんじん20～30枚程度，バター，食塩）を入れ真空包装する ⑥スチームコンベクションオーブン（スチームモード95℃で25分）で加熱し，中心温度が75度以上，1分以上の加熱を確認する ⑦⑥をタンブルチラーに入れて冷却する （30分以内に開始，90分以内に3℃以下まで冷却） ⑧チルド状態（0～3℃）で保存 ⑨提供前に⑧をスチームコンベクションオーブン（スチームモード95℃）で再加熱（75℃ 1分以上）する ⑥⑨中心温度と加熱時間の確認と記録 ⑦冷却開始時間と終了時間と温度の確認と記録 ⑧チルド保存中の温度と時間の確認と記録	⑩食器に盛付ける（1人2枚～3枚）	ボウル 小バット 真空包装袋 真空包装機 ホテルパン スチームコンベクションオーブン タンブルチラー 冷蔵庫 トング	D班

ブロッコリー	ブロッコリー・花序-冷凍 食塩	1,200 4	①異物混入・腐敗・異臭・虫などの確認 ①袋を洗浄してから開封し，冷凍のまま穴あきホテルパンに入れる（個数を数える）	(スチームコンベクションオーブンの予熱) ②スチームコンベクションオーブン（スチームモード 100℃，8 分で加熱し，中心温度が 75 度以上，1 分以上の加熱を確認する ③加熱後のブロッコリーに食塩をふりかける ④③をブラストチラーに入れて冷却する (30 分以内に開始，90 分以内に 3℃以下まで冷却) ⑤チルド状態（0 ～ 3℃）で保存 ⑥提供前に⑧をスチームコンベクションオーブン（スチームモード 95℃）で再加熱（75℃ 1 分間以上）する ②⑥中心温度と加熱時間の確認と記録 ③調味%の確認と記録 ④冷却開始時間と終了時間と温度の確認と記録 ⑤チルド保存中の温度と時間の確認と記録	⑦食器に盛付ける（1 人 3 個程度）	穴あきホテルパン スチームコンベクションオーブン 中心温度計 ブラストチラー トング	E 班
かぼちゃの煮物	西洋かぼちゃ-冷凍 こいくちしょうゆ 砂糖 水 かつお・昆布だしパック	4,000 200 160 1,600 1P（52 g）	①異物混入・腐敗・異臭・虫などの確認 ①袋を消毒して開封し，個数を数え，2 等分する	②鍋にだし汁と調味料を入れ煮立たせ，調味液を 2 等分にする。それぞれのホテルパンに調味液とかぼちゃの皮を上にして入れ蓋をする ③スチームコンベクションオーブン（コンビモード 130℃，湿度 100%，20 分）で加熱し，中心温度が 75 度以上，1 分以上の加熱を確認する ④③をブラストチラーに入れて冷却する (30 分以内に開始，90 分以内に 3℃以下まで冷却) ⑤チルド状態（0 ～ 3℃）で保存 ⑥提供前に⑤をスチームコンベクションオーブン（コンビモード温度 130℃，湿度 100%）で再加熱（75℃ 1 分以上）する ③⑥中心温度と加熱時間の確認と記録 ④冷却開始時間と終了時間と温度の確認と記録 ⑤チルド保存中の温度と時間の確認と記録	⑦食器に盛付ける（1 人 3 個程度）	ボウル ホテルパン 鍋 スチームコンベクションオーブン ブラストチラー トング	F 班
リンゴのコンポート	りんご（皮つき）-生 水 砂糖	3,830 (20 個) 360 360	①異物混入・腐敗・異臭・虫などの確認 ①りんごは 3 層シンクで洗浄・消毒する	②皮と芯をとり 1/8 カットにする ③鍋に水，砂糖を入れてシロップを煮詰める ④③の粗熱をとる（ブラストチラーなど使用） ⑤真空包装袋にりんごとシロップを入れ真空パックする＊1 ⑥スチームコンベクションオーブン（スチームモード 95℃，25 分）で加熱し，中心温度が 75 度以上，1 分以上の加熱を確認する ⑦⑥をタンブルチラーに入れて冷却する (30 分以内に開始，90 分以内に 3℃以下まで冷却) ⑧チルド状態（0 ～ 3℃）で保存 ⑥中心温度と加熱時間の確認と記録 ⑦冷却開始時間と終了時間と温度の確認と記録 ⑧チルド保存中の温度と時間の確認と記録	⑨提供時に食器に盛付ける（1 人 3 個程度）	包丁・まな板 鍋 ゴムベラ 真空包装袋 真空包装機 スチームコンベクションオーブン タンブルチラー トング	G 班
			下処理担当：A 班	＊1　真空パックは，1/8 個に切ったりんごを 8 個とシロップ 18 g 入れて真空パックする			

表中の□内は，管理基準の設定内容である確認事項や注意点を記載する。番号（①②など）は，調理作業手順の番号を示す。

計画５　調理作業指示書

担当教員

年　　月　　日（　　）　クラス：　　　　　班：　　　　　担当者：

① 献立名	② 食材料名	③ （　）食分 総使用量 （使用量）（g）	④ 下処理室	⑤ 主調理室	⑥ 盛付け室 （消毒済みの食器を使用すること）	⑦ 使用機器	⑧ 作業者名
計画１を転記			作業内容を記載	作業内容を記載		機器を記入	

＊記入時の注意点

記入例	問題点	改善策
○○を切る ◇◇を切る	切り方，長さ，厚さなどがわからない	○○を 2 cm 幅のいちょう切りに切る ◇◇を 2 cm 幅，長さ 4 cm，厚さ 5 mm の色紙切りに切る
△△を焼く ××を煮る	焼く・煮るの調理法はわかるが，どの機器を使うか不明であり，加熱温度や時間がわからない	△△をスチームコンベクションオーブンで 190℃，湿度 100%，15 分加熱する ××を大鍋で落し蓋をして弱火で 15 分加熱する
□□を冷やす	冷やす方法が不明で冷却温度，時間の設定がない	□□をブラストチラーに入れ，90 分以内に 3℃以下まで冷却する

計画５　調理作業指示書

担当教員

年　　月　　日（　　）　　クラス：　　　　　　班：　　　　　担当者：

① 献立名	② 食材料名	③ （　）食分 総使用量 （使用量）（g）	④ 下処理室	⑤ 主調理室	⑥ 盛付け室 （消毒済みの食器を使用すること）	⑦ 使用機器	⑧ 作業者名
計画１を転記			作業内容を記載	作業内容を記載		機器を記入	

＊記入時の注意点

記入例	問題点	改善策
○○を切る ◇◇を切る	切り方，長さ，厚さなどがわからない	○○を 2 cm 幅のいちょう切りに切る ◇◇を 2 cm 幅，長さ 4 cm，厚さ 5 mm の色紙切りに切る
△△を焼く ××を煮る	焼く・煮るの調理法はわかるが，どの機器を使うか不明であり，加熱温度や時間がわからない	△△をスチームコンベクションオーブンで 190℃，湿度 100%，15 分加熱する ××を大鍋で落し蓋をして弱火で 15 分加熱する
□□を冷やす	冷やす方法が不明で冷却温度，時間の設定がない	□□をブラストチラーに入れ，90 分以内に 3℃以下まで冷却する

計画6 作業工程表の作成・作業動線の作成

作業工程表は第3章4. 生産管理・品質管理（p.48～）を参照すること。

(1) 帳票の必要性

作業工程表は，とても重要であり食材料を料理に変換する作業工程の中で必要となる資源（人的，物的，資金的，時間，情報）の活用方法と作業工程の全体像を把握するために作成する帳票である。

(2) 帳票の作成ポイント

- 作業工程表は，1食分の予定献立表に記載された料理の調理作業工程の流れを理解するために必要である。**機器の使用時間**，**調理作業時間**および**人員配置**などや作業の繁閑などを確認することで，大量調理の標準化を実施することができる。
- 調理する献立ごとに使用する機器を示す。その際，ほかの調理で使用する時間と重なりがないか確認する。
- **提供時間から調理開始時間を逆算**し，それぞれの料理の調理時間を考慮して作成する。
- 調理機器に食材料を投入する場合，単に加熱をする時間だけではなく，余熱によって食材料に熱が加わる時間を考慮した加熱時間を記入する。
- 作業動線は，衛生管理上，同じ衛生作業区域内にいる調理従事者が，どの調理作業を行うのか待機場所を決めることで，作業員と食材料の交差汚染が起こらない配置を探す。なお，作業動線は各養成施設により異なるため，本書においては帳票を省略している。

(3) クックサーブとクックチルの違いとポイント

- 調理工程における人員配置ならびに作業量の違いがポイントである。
- クックサーブは，調理準備から後片付けまで，その日で終了させるため，多くの人員が必要である。一方，クックチルは，調理日と提供日を含めて5日間の保存が可能であることから，給食の繁忙期の作業量が減少し，少ない人員での作業が可能となる。
- 汚染作業区域から非汚染作業区域まで，食材料の移動にあわせて担当者と業務内容を決めることで，衛生的かつ標準的な調理作業が可能となる。
- クックチルの場合は，食材料を調理加熱後，速やかに冷却してチルド保存を行う際，**冷却開始と終了時刻の記録**を行う。調理した料理はチルド保存するため，保存用冷却機器の温度設定をあらかじめ確認しておく。再加熱は，加熱調理機の予熱など，準備時間を加味した使用時間を記載する。

計画6 作業工程表の作成・作業動線の作成手順

① **使用機器**　**機器名**と**機器稼働時間**を記入

② **献立名**　計画1の献立名を転記

③ **食材料名**　計画1食材料発注用の食材料名を転記

④ **担当者**　担当者または担当班を記載

⑤ **作業工程**　機器の取り付けや予熱，機器による加熱・冷却時間，機器の洗浄や片付けなど，調理機器の実働時間を記載

計画6　【記入例】作業工程表（クックチル：調理～冷却）

担当教員
⑧

○○年 △ 月 □ 日 （ × ）　クラス：○　　班：○班　　担当者：□□　△△

	時刻				9:00	9:15	9:30	9:45	10:00	10:15	10:30	10:45	11:00	11:15	11:30	11:45	12:00	12:15	12:30	12:45	13:00	13:15	13:30
①使用機器	機器名			機器稼働時間																			
	炊飯器									炊飯・蒸らし													
	スチームコンベクションオーブン				予熱開始	スチーム	予熱開始	コンビ		スチーム		予熱開始	コンビ				ブラストチラー冷却（90分以内に0～3℃） タンブルチラー冷却（60分以内に中心温度－1～3℃）						
						100℃ 8分		130℃ 100% 20分		95℃ 100%			200℃ 100% 15分										
	ブラストチラー					予冷	冷却			冷却				冷却									
							ソフト機能			ソフト機能				ソフト機能									
	タンブルチラー								予冷		冷却												
調理工程	②献立名	③食材料名	④担当者（本調理・盛付け室）	⑤作業工程																			
	ごはん	こめ(水稲・精白米) 水	B班		計量 計量	洗米・浸漬				炊飯・蒸らし			冷却準備	ブラストチラー冷却			〈保存温度〉 ブラストチラー方式　0～3℃ タンブルチラー方式　－1～3℃						
	タンドリーチキン	若どり・もも(皮つき) 食塩 ヨーグルト(全脂無糖) マヨネーズ(全卵型) カレー粉 トマトケチャップ	C班		計量 計量 計量 計量 計量	混ぜ合わせる	ボウルに肉と調味料を入れ軽くもむ	漬け込む				ホテルパンに並べる 予熱開始	コンビ 200℃ 100% 15分	ブラストチラー冷却									
					＜下処理室＞						＜下処理室＞		＜主調理室＞										
	(つけあわせ) にんじんのグラッセ	にんじん 有塩バター 車糖・上白糖 食塩	D班	洗浄・切る・個数確認	計量 計量 計量	真空パック				予熱開始・スチーム 95℃ 25分		タンブルチラー冷却		チルド保存									
				＜下処理室＞＜主調理室＞																			
	ブロッコリー	ブロッコリー(冷) 食塩	E班	洗浄（袋）	個数確認 計量 予熱開始	スチーム ブラストチラー予冷 100℃ 8分	ブラストチラー冷却 食塩をふる		チルド保存														
				＜下処理室＞＜主調理室＞																			
	かぼちゃの煮物	かぼちゃ(冷) こいくちしょうゆ 車糖・上白糖 かつお・昆布パック 水	F班	洗浄（袋）	個数確認 計量 計量 計量 計量	ホテルパンに入れる 調味料を入れる 鍋でだしをとる	予熱開始	コンビ 130℃ 100% 20分		ブラストチラー冷却 90分以内に0～3℃			チルド保存										
				＜下処理室＞＜主調理室＞																			
	リンゴのコンポート	りんご 水 車糖・上白糖	G班	洗浄・消毒	切る 計量 計量	真空パック				予熱開始・スチーム タンブルチラー予冷 95℃ 25分		タンブルチラー冷却		チルド保存									
				＜下処理室＞＜主調理室＞																			
下処理担当者			A班	上記，下処理の部分を担当する																			

計画6　【記入例】作業工程表（クックチル：料理の保存～再加熱，提供）

○○年 △ 月 □ 日 （ × ）　クラス：○　　班：○班　　担当者：□□　△△

				9:00	9:15	9:30	9:45	10:00	10:15	10:30	10:45	11:00	11:15	11:30	11:45	12:00	12:15	12:30	12:45	13:00	13:15	13:30
	時刻			9:00	9:15	9:30	9:45	10:00	10:15	10:30	10:45	11:00	11:15	11:30	11:45	12:00	12:15	12:30	12:45	13:00	13:15	13:30
①使用機器	機器名			機器稼働時間																		
	冷蔵庫			リンゴのコンポート																		
	スチームコンベクションオーブン								予熱開始	スチーム 95℃ 100%		コンビ（加熱） 130℃ 100%										
調理工程	②献立名	③食材料名	④担当者（本調理・盛付け室）	⑤作業工程																		
	ごはん	こめ(水稲・精白米) 水	C班	保存温度 ブラストチラー方式　0～3℃ タンブルチラー方式　－1～3℃				食器枚数確認	予熱開始	スチーム		配膳				ABC班 食事提供 盛付け室片付け		喫食	実習室片付け			
	タンドリーチキン	若どり・もも(皮つき) 食塩 ヨーグルト(全脂無糖) マヨネーズ(全卵型) カレー粉 トマトケチャップ	A班					食器枚数確認				コンビ（加熱） 130℃ 100%		配膳		DEFG班 喫食	食器洗浄	食事提供 食器洗浄 実習室片付け				
	(つけあわせ) にんじんのグラッセ	にんじん 有塩バター 車糖・上白糖 食塩	A班								スチーム 95℃ 100%	配膳										
	ブロッコリー	ブロッコリー(冷) 食塩	B班								スチーム 95℃ 100%	配膳										
	かぼちゃの煮物	かぼちゃ(冷) こいくちしょうゆ 車糖・上白糖 かつお・昆布パック 水	B班					食器枚数確認			予熱開始	コンビ（加熱） 130℃ 100%		配膳								
	リンゴのコンポート	りんご 水 車糖・上白糖	C班					食器枚数確認 カトラリー等の準備		＜主調理室＞		＜主調理室＞		配膳								
			DEFG班	食事セッティング ほか				食堂セッティング					EFG班：洗浄準備・提供準備 D班：実習室の片付け									

計画6　【記入例】作業工程表（ニュークックチル）

担当教員

【参考】作業工程表（調理～料理の保存）

	時　刻	9:00	9:15	9:30	9:45	10:00	10:15	10:30	10:45	11:00	11:15	11:30	11:45	12:00	12:15	12:30	12:45	13:00	13:15	13:30
①使用機器	機器名	機器稼働時間																		
	調理時：計画6　作業工程表（クックチル：調理～冷却）と同様 盛付け時：IH カート	調理方法：計画6　作業工程表（クックチル：調理～冷却）と同様								食器枚数確認	盛付け			トレイメイク	IH カート再加熱時間設定（翌日再加熱設定）	チルド状態（0～3℃）で保存（製造日含め5日以内）				

作業工程表（ニュークックチル：料理の保存～再加熱，提供）

	時　刻	9:00	9:15	9:30	9:45	10:00	10:15	10:30	10:45	11:00	11:15	11:30	11:45	12:00	12:15	12:30	12:45	13:00	13:15	13:30
①使用機器	機器名	機器稼働時間																		
	IH カート	チルド状態（0～3℃）で保存（製造日含め5日以内）							再加熱開始（自動）	教員 再加熱できているか確認	再加熱中		温度測定	ABC 班 食事提供 盛付け室片付け 喫食 食器洗浄		喫食 食器洗浄 食事提供 食器洗浄 清掃（IH カート）				

コラム　「けがなどの応急処置法と事故発生時の対応」

大量調理実習中にけがが発生した場合の応急処置法や事故発生時の対応についてQR コード参照。

計画6　作業工程表

担当教員

年　　月　　日（　　）　クラス：　　　　　　　班：　　　　　　　担当者：

	時　刻			9:00	9:15	9:30	9:45	10:00	10:15	10:30	10:45	11:00	11:15	11:30	11:45	12:00	12:15	12:30	12:45	13:00	13:15	13:30
①使用機器	機器名			機器稼働時間																		
調理工程	②献立名	③食材料名	④担当者	⑤作業工程																		

第５章 給食経営管理論実習と大量調理実習

（実施） クックチル実習の運営方法については p.17（図 2-1）および【記入例】を参照すること。

実施１ 個人衛生管理表

個人衛生管理表については，第３章 7．衛生・安全管理（p.53 〜）を参照すること。

帳票作成のポイント

個人衛生管理表は調理作業開始前に点検項目を確認するための帳票である。健康面で問題はないか，身支度がしっかりできているかを確認することで衛生管理の意識向上につながる役割をもつ。なお，下痢，嘔吐，発熱，化膿創などがある場合はすぐに報告し，調理作業に従事しない。

実施１ 個人衛生管理表の作成手順

次の①〜③の順番で記入し，個人衛生管理表を作成する。

① **氏名**　氏名を記入

② **点検項目確認**　各項目を確認し，適切な場合は「○」，不適切な場合は「×」を記入

③ **確認**　衛生管理者が点検項目を確認し，「×」の項目がある場合は調理作業に従事することが可能であるか，担当者と相談する

実施１ 【記入例】個人衛生管理表

●点検項目

細菌検査	検便検査の結果に異常はないか（直近１か月以内）	履　物	専用の履物を使用しているか
体　調	下痢，嘔吐，発熱などの異常はないか	服　装	専用の清潔な調理着と帽子を着用しているか
化膿創	手指や顔面などに化膿創はないか	毛　髪	毛髪が帽子から出ていないか
指輪など	指輪，ピアス，時計などは身につけていないか	手洗い	身支度の後，適切な手洗いを実施しているか
爪	マニキュアをつけていないか。爪は短いか		

①	②											③
氏　名	細菌検査の提出	下痢	嘔吐	発熱など	化膿創	指輪など	爪	履物	服装	毛髪	手洗い	確認
1　○○　△△		○	○	○	○	○	×	○	○	○	○	✓
2　○○　△△		○	○	○	○	○	○	○	○	○	○	✓
≀　≀		≀ ≀		≀ ≀		≀ ≀		≀ ≀		≀ ≀		
25　○○　△△		○	○	○	○	○	×	○	○	○	○	✓

衛生管理者が「確認」欄に✓を入れること

●点検結果および改善すべき点

1，25　爪が伸びていたので指導を行い，その場で短かく切ったことを確認した。

実施１　個人衛生管理表

年　　月　　日（　　）　　クラス：　　　　班：　　　　担当者：

※調理作業開始前に確認すること。

●点検項目

細菌検査	検便検査の結果に異常はないか（直近１か月以内）	履　物	専用の履物を使用しているか
体　調	下痢，嘔吐，発熱などの異常はないか	服　装	専用の清潔な調理着と帽子を着用しているか
化膿創	手指や顔面などに化膿創はないか	毛　髪	毛髪が帽子から出ていないか
指輪など	指輪，ピアス，時計などは身につけていないか	手洗い	身支度の後，適切な手洗いを実施しているか
爪	マニキュアをつけていないか。爪は短いか		

適切な場合　…○，不適切な場合…×

氏　名	細菌検査の提出	下痢	嘔吐	発熱など	化膿創	指輪など	爪	履物	服装	毛髪	手洗い	確認

衛生管理者が「確認」欄に✓を入れること

●点検結果および改善すべき点

実施 2 ATP ふき取り検査法およびフードスタンプ法記録表

ATP ふき取り検査法およびフードスタンプ法については，3 章 7. 衛生管理・安全管理（p.56 〜）を参照すること。

帳票作成のポイント

食品，手指，調理器具や調理場所などの清潔度を調理工程中に測定し，数値化することで衛生管理が適切に行われているか判断することが可能である。

実施 2 ATP ふき取り検査法およびフードスタンプ法記録表の作成手順

次の①〜⑧の順番で記入し，記録表を作成する。

① **採取時間**　採取した時間を記録

② **採取場所**　採取場所を記録

③ **管理基準値**　p.57 に記載されている「判定基準」を参考に記入

④ **測定結果（RLU）**　測定した値を記録

⑤ **担当者**　測定者の氏名を記入

⑥ **測定箇所（食品）および測定状況**　測定した場所（食品）を記入

⑦ **判定**　p.57 に記載されている「判定基準」を参考に記入

⑧ **担当者**　測定者の氏名を記入

⑨ **総合評価**　各検査法の記録に対して評価をする

実施 2 【記入例】ふき取り ATP 検査法およびフードスタンプ法記録表

○○年△月□日　（　×　）　　クラス：☆　　班：◎　　　担当者：□□　△△

● ATP ふき取り検査法

① 採取時間	② 採取場所	③ 管理基準値	④ 測定結果（RLU）	⑤ 担当者
9：05	調理台	200 以下	180	□□
9：05	包丁	200 以下	190	□□

●フードスタンプ法

No.	⑥ 測定場所（食品） および測定状況	⑦ 判　定				⑧ 担当者
		一般細菌	大腸菌群	ブドウ球菌	（　　　）	
1	調理台	—	—	—		□□

⑨ 総合評価	基準範囲内であるため合格とした

実施２　ATP ふき取り検査法およびフードスタンプ法記録表

年　　月　　日（　　）　　クラス：　　　　班：　　　　担当者：

● ATP ふき取り検査法

採取時間	採取場所	管理基準値	測定結果（RLU）	担当者
：				
：				
：				
：				
：				
：				
：				
：				
：				
：				
：				
：				
：				

●フードスタンプ法

No.	測定場所（食品）および測定状況	判　定				担当者
		一般細菌	大腸菌群	ブドウ球菌	（　　　）	

総合評価	

実施3　検収および保管時の記録，廃棄率調査表

検収および保管時の記録，廃棄率調査については，3章3. 食材料管理（p.39～）を参照すること。

帳票作成のポイント

検収は重要な作業である。納品時には，管理栄養士・栄養士，調理従事者が立ち合い，検収室にて，発注伝票と納品伝票を照合しながら納品重量や，品温，食材料に不備がないかをしっかりと点検する。

廃棄率調査は，使用頻度の高い食材料の廃棄量を知ることで，各施設の廃棄率を算出することができる。この値を発注時に利用することで，ムダのない発注が可能となる。

実施3　検収および保管時の記録，廃棄率調査表の作成手順

①～⑬の順番で記入し，検収および保管時の記録，廃棄率調査表を作成する。

① **保管場所**　食材料の保管する場所（冷蔵庫・冷凍庫・常温）を記入

② **食材料名**　計画3の食材料名を転記

③ **生産地**　表示があれば記載

④ **期限表示年月日**　表示があれば記載

⑤ **総使用量**　計画3の総使用量を転記

⑥ **納品量**　納品された食材料を計数するか，食材料の重量を測定し，その値を記入

⑦ **品温**　表面温度計（赤外線放射温度計）を用いて測定し，その値を記録

⑧ **鮮度・包装・異物**　目視にて確認し，○か×を記入

⑨ **保存食採取**　保存食を採取したことを確認するために○をつける。もしくは，保存食重量を測定し，その値を記録

⑩ **使用量**　調理に使用した食材料の重量を記録

⑪ **廃棄量**　使用量のうち，廃棄した部分の量を測定し，その値を記録

⑫ **廃棄率**　廃棄量 ÷ 使用量 × 100で値を求め，その値を記録
なお，廃棄量がない食材料については，計算は不要

⑬ **成分表**　食品成分表に記載している廃棄率の値を記入

実施３　【記入例】検収および保管時の記録，廃棄率調査表　※検収室で記載後，下処理室へ　　検収の時刻・室温：（ 9：00 ）・（ 20℃）

○○年　△　月　□　日　（　×　）　クラス：○　班：△班　担当者：□□　△△

計画３，食材料名を記載　／　忘れず記載　／　計画３，数量の数値を記載　／　適温か確認　／　×印があった場合は，インシデントレポートを作成　／　すべて使用する場合は納品量を記載　／　廃棄量を測定し記載　／　比較して理由を検証

→　実習後に計算

解説	冷凍・常温	実習開始前に記入	記載があれば	表示があれば	実習開始前に記入	納品された量を計量	表面温度計	食材料ごとに確認			両方もしくはどちらかを記録		調理に使用した量	使用量のうち廃棄した量	(B)/(A)×100	食品成分表より
No.	① 保管場所	② 食材料名	③ 生産地	④ 期限表示年月日	⑤ 総使用量（g・kg）	⑥ 納品量（g・kg）	⑦ 品温（℃）	⑧ ○または×			⑨ 保存食採取		⑩ 使用量（A）（g・kg）	⑪ 廃棄量（B）（g）	⑫ 廃棄率（%）	⑬ 成分表（%）
								鮮度	包装	異物	採取後に○	重量				
例	冷蔵庫	きゅうり	長野	—	3,600 g	3,850 g	9	○	○	○	○	51 g	3,850 g	230	6	2
例	冷蔵庫	普通牛乳	北海道	24.8.17	1,000 g	1,000 g	7	○	○	○	○	55 g	1,000 g	0	—	—
1	冷蔵庫	にんじん	北海道		1.4 kg	1.4 kg	8	○	○	○	○	50 g	1.4 kg	85	6.1	10
2	冷蔵庫	りんご	青森		4 kg 21 個（1 個 180 ～ 200）	4 kg 21 個（1 個 180 ～ 200）	7	○	○	○	○	1 個	4 kg 21 個（1 個 180 ～ 200）	200	14.3	15
3	冷蔵庫	ヨーグルト（全脂無糖）		○.○.○	250 g	400 g	5	○	○	○	○	50 g	200 g			
4	冷蔵庫	有塩バター		○.○.○	130 g	200 g	5	○	○	○	○	50 g	80 g			
5																
6	冷蔵庫	若鶏・もも（皮あり）			3.7 kg 41 切れ（1 切 90 g）	3.7 kg 41 切れ（1 切 90 g）	6	○	○	○	○	1 切れ	3.6 kg 40 切れ（1 切 90 g）			
7																
8	常温	精白米	山形	○.○.○	2.8 kg	3.0 kg		○	○	○			2.8 kg			
9																
10	常温	食塩			36 g	36 g		○	○	○			36 g			
11	常温	マヨネーズ（全卵型）			200 g	450 g		○	○	○			200 g			
12	常温	カレー粉		○.○.○	12 g	12 g		○	○	○			12 g			
13	常温	トマトケチャップ		○.○.○	60 g	300 g		○	○	○			60 g			
14	常温	車糖・上白糖			0.6 kg	1 kg		○	○	○			0.6 kg			
15	常温	かつお・昆布だしパック		○.○.○	1P（52 g）	1P（52 g）		○	○	○			1P（52 g）			
16	常温	こいくちしょうゆ		○.○.○	200 g	600 g		○	○	○			200 g			
17	冷凍庫	（冷）ブロッコリー			1.2 kg	1.5 kg	− 18	○	○	○	○	55 g	1.2 kg			
18	冷凍庫	（冷）かぼちゃ（西洋）			4.0 kg	4.5 kg	− 18	○	○	○	○	60 g	4.0 kg			
19																
20																

実施 3　検収および保管時の記録，廃棄率調査表　※検収室で記載後，下処理室へ

検収の時刻・室温：(　　：　　)・(　　℃)

年　　月　　日（　　）　クラス：　　　班：　　　担当者：

計画 3，食材料名を記載 ／ 忘れず記載 ／ 計画 3，数量の数値を記載 ／ 適温か確認 ／ ×印があった場合は，インシデントレポートを作成 ／ すべて使用する場合は納品量を記載 ／ 廃棄量を測定し記載 ／ 比較して理由を検証

→　実習後に計算

解説	冷凍・常温	実習開始前に記入	記載があれば	表示があれば	実習開始前に記入	納品された量を計量	表面温度計	食材料ごとに確認			両方もしくはどちらかを記録		調理に使用した量	使用量のうち廃棄した量	(B)/(A) × 100	食品成分表より
No.	① 保管場所	② 食材料名	③ 生産地	④ 期限表示年月日	⑤ 総使用量 (g・kg)	⑥ 納品量 (g・kg)	⑦ 品温 (℃)	⑧ ○または×			⑨ 保存食採取		⑩ 使用量 (A) (g・kg)	⑪ 廃棄量 (B) (g)	⑫ 廃棄率 (%)	⑬ 成分表 (%)
								鮮度	包装	異物	採取後に○	重量				
例	冷蔵庫	きゅうり	長野	—	3,600 g	3,850 g	9	○	○	○	○	51 g	3,850 g	230	6	2
例	冷蔵庫	普通牛乳	北海道	24.8.17	1,000 g	1,000 g	7	○	○	○	○	55 g	1,000 g	0	—	—

実施4　環境衛生チェックと加熱温度・時間などの点検表

環境衛生と加熱温度・時間などの点検については，3章7．衛生管理・安全管理（p.55〜）を参照すること。

帳票作成のポイント

実習をはじめる前に，水質検査や照度，厨房機器の稼働確認，部屋の温度・湿度測定などの環境衛生に不備がないことを点検する。項目によっては，実習前と実習後に実施する点検もあるため注意が必要である。環境衛生チェックは，施設により測定機器の有無や使用機器が異なるため施設に応じて臨機応変に対応する。

実施4　環境衛生チェックと加熱温度・時間などの点検表の作成手順

次の①〜⑧の順番で記入・記録し，各点検表を作成する。

●…クックサーブ実習時に記載する箇所，○…クックチル実習時に記載する箇所

●○ ① **検食（保存食）の点検**　点検項目を確認し，問題なければ✓を記入

●○ ② **照度（500ルクス以上）**　照度計を使って測定し，その値を記録

●○ ③ **使用水の点検**　採取の場所と時間を記入し，色，濁り，におい，異物を確認し，問題がなければ○を記入。また，遊離残留塩素を**始業時**と**終業時**に測定し，その値と担当者名を記録

●○ ④ **厨房機器の温度・湿度の点検**
冷蔵庫や冷凍庫の測定時間と温度，調理室は湿度と温度を**始業時**と**終業時**と担当者名を記録

●○ ⑤ **調味%**　予定献立数値は計画1で計算した調味%の値を転記。実測値は塩分濃度計や糖度計などを使用して測定し，その値を記録

●　⑥ **加熱調理の温度測定**
献立名，調理法と加熱調理に使用する機器・器具を記入する。温度測定は，**中心温度計**を用いて測定した**中心温度**と，その測定時間を記録。表面温度は，各料理の表面温度を提供時に測定し，その値と担当者名を記録

●　⑦ **温かい料理の温度管理**
献立名，調理法と加熱調理に使用する機器・器具を記入。調理終了後30分以内で提供する場合は左段に記録，提供が30分を超える場合は右段に，それぞれ調理終了時間と提供終了時間，保存時間（提供終了時間と調理終了時間の差）を記録

●　⑧ **冷却作業・冷却保存工程があるもの（調理工程途中も含む）**
献立名，調理法と冷却作業に使用する機器・器具を記入。**冷却開始時間**と**冷却終了時間**，冷却終了時に中心温度計で測定した中心温度を記録。冷却時間は冷却終了時間と冷却開始時間の差で求める。調理終了後30分以上の場合は保冷開始時間と終了時間の記録が必要である

実施４　【記入例】環境衛生チェックと加熱温度・時間などの点検表（T・T 管理）

○○ 年　△　月　×　日　（　□　）　　クラス：○　　班：○班　　担当者：○○　△△

●○ ①検食（保存食）の点検

点検項目	点検結果	
	食材料	調理済み食品
検食は，食材料（購入した状態のもの）および調理済み食品を食材料ごとに 50 g 程度ずつ清潔な容器に密封して入れ，－20 ℃以下で２週間以上保存されているか。	✓	✓

●…クックサーブ実習時
○…クックチル実習時

●○ ②照度（500 ルクス以上）

調理室：　500 ルクス　　盛付け室：　500 ルクス

●○ ③使用水の点検

採取場所	採取時間	色	濁り	におい	異物	遊離残留塩素	担当者
調理室（始業前）	9：05	○	○	○	○	0.15 mg/L	○○
調理室（調理作業終了後）	13：00	○	○	○	○	0.20 mg/L	○○
	：					mg/L	

注：遊離残留塩素は 0.1 mg/L 以上

●○ ④厨房機器の温度・湿度の点検

場　所		始業時（実習室入室直後）		終業時（供食終了時）				担当者
		時間	温度	時間	温度	時間	温度	
冷蔵庫（設定：5 ℃）	下処理室	9：00	3.2 ℃	13：00	3.7 ℃	：	℃	○○
	主厨房	9：00	3.0 ℃	13：00	3.5 ℃	：	℃	○○
		：	℃	：	℃	：	℃	
冷凍庫（設定：－20 ℃）	下処理室	9：00	－19.5 ℃	13：00	－18.5 ℃	：	℃	○○
	主厨房	9：00	－19.6 ℃	13：00	－19.0 ℃	：	℃	○○
		：	℃	：	℃	：	℃	
調理室		湿度　60%	20 ℃	湿度　65%	23℃	湿度　%	℃	○○

注：冷蔵庫５ ℃以下，冷凍庫－18 ℃以下（検食－20 ℃以下）　　注：温度 25 ℃以下，湿度 80%以下に保つ

●○ ⑤調味%

献立名	タンドリーチキン		かぼちゃの煮物					
	予定献立	実測値	予定献立	実測値	予定献立	実測値	予定献立	実測値
塩分%	0.9%塩分	0.9%塩分	0.8%塩分	0.8%塩分				
糖分%			4%糖分	4%糖分				

●　⑥加熱調理の温度測定

献立名	調理法（器具）	中心温度１	中心温度２	中心温度３	記録時間	表面温度 提供時温度	特記事項	担当者
タンドリーチキン	焼き（ホテルパン）	91 ℃	84 ℃	88 ℃	11：20	75 ℃		○○
かぼちゃの煮物	煮（大鍋）	95 ℃	98 ℃	96 ℃	11：00	70 ℃		○○
にんじんのグラッセ	煮（中鍋）	89 ℃	87 ℃	91 ℃	11：00	75 ℃		○○
ブロッコリー	煮（中鍋）	95 ℃	92 ℃	95 ℃	11：00	75 ℃		○○
リンゴのコンポート	スチーム（ホテルパン）	87 ℃	89 ℃	89 ℃	11：00	5 ℃	冷たい状態で提供	○○

中心温度計は水洗い後，使用前後にアルコール消毒，３点以上測定（４点以上は特記事項に記入），75 ℃以上を確認する

●　⑦温かい料理の温度管理

温かい状態で提供（調理終了後 30 分以内）｜温かい状態で提供（調理終了後 30 分以上の場合）65 ℃以上で保温

献立名	調理法（器具）	調理終了時間（A）	提供（販売）終了時間（B）	保存時間（B）－（A）	献立名	調理法（器具）	調理終了時間（A）	提供（販売）終了時間（B）	保存時間（B）－（A）
タンドリーチキン	焼き（ホテルパン）	11：30	12：00	00：30	にんじんのグラッセ	煮（中鍋）	11：00	11：45	00：45
かぼちゃの煮物	煮（大鍋）	11：15	11：45	00：30	ブロッコリー	煮（中鍋）	11：15	12：00	00：45

●　⑧冷却作業・冷却保存工程があるもの（調理工程途中も含む）

冷たい状態で提供（調理終了後 30 分以上の場合）10 ℃以下で保冷

献立名	調理法（器具）	冷却開始時間（A）	冷却終了時間（B）	冷却終了時中心温度	冷却時間（B）－（A）	保冷開始時間	保冷終了時間
リンゴのコンポート	スチーム（ホテルパン）	11：00	11：40	2 ℃	00：40	11：40	12：00

〔冷却工程〕
30 分以内に 20 ℃以下
60 分以内に 10 ℃以下

実施 4　環境衛生チェックと加熱温度・時間などの点検表（T・T 管理）

年　　月　　日（　　）　クラス：　　班：　　担当者：

●○ ①検食（保存食）の点検

点検項目	点検結果	
	食材料	調理済み食品
検食は，食材料（購入した状態のもの）および調理済み食品を食材料ごとに 50 g 程度ずつ清潔な容器に密封して入れ，－ 20 ℃以下で 2 週間以上保存されているか。		

●…クックサーブ実習時
○…クックチル実習時

●○ ②照度（500 ルクス以上）

調理室：　　ルクス　　盛付け室：　　ルクス

●○ ③使用水の点検

採取場所	採取時間	色	濁り	におい	異物	遊離残留塩素※	担当者
調理室（始業前）	：					mg/L	
調理室（調理作業終了後）	：					mg/L	
	：					mg/L	

※遊離残留塩素は 0.1 mg/L 以上

●○ ④厨房機器の温度・湿度の点検

場　所		始業時（実習室入室直後）		終業時（供食終了時）				担当者
		時間	温度	時間	温度	時間	温度	
冷蔵庫（設定：5 ℃）	下処理室	：	℃	：	℃	：	℃	
	主厨房	：	℃	：	℃	：	℃	
		：	℃	：	℃	：	℃	
冷凍庫（設定：－ 20 ℃）	下処理室	：	℃	：	℃	：	℃	
	主厨房	：	℃	：	℃	：	℃	
		：	℃	：	℃	：	℃	
調理室		湿度　%	℃	湿度　%	℃	湿度　%	℃	

注：冷蔵庫 5 ℃以下，冷凍庫－ 18 ℃以下（検食－ 20 ℃以下）
注：温度 25 ℃以下，湿度 80%以下に保つ

●○ ⑤調味%

献立名								
	予定献立	実測値	予定献立	実測値	予定献立	実測値	予定献立	実測値
塩分%								
糖分%								

● ⑥加熱調理の温度測定

						表面温度		
献立名	調理法(器具)	中心温度 1	中心温度 2	中心温度 3	記録時間	提供時温度	特記事項	担当者
		℃	℃	℃	:	℃		
		℃	℃	℃	:	℃		
		℃	℃	℃	:	℃		
		℃	℃	℃	:	℃		
		℃	℃	℃	:	℃		
		℃	℃	℃	:	℃		
		℃	℃	℃	:	℃		
		℃	℃	℃	:	℃		
		℃	℃	℃	:	℃		
		℃	℃	℃	:	℃		
		℃	℃	℃	:	℃		

中心温度計は水洗い後，使用前後にアルコール消毒，3 点以上測定（4 点以上は特記事項に記入），75 ℃以上を確認する

● ⑦温かい料理の温度管理

温かい状態で提供（調理終了後 30 分以内）

献立名	調理法（器具）	調理終了時間（A）	提供（販売）終了時間（B）	保存時間（B）－（A）
		:	:	:
		:	:	:
		:	:	:
		:	:	:
		:	:	:

温かい状態で提供（調理終了後 30 分以上の場合）
65 ℃以上で保温

献立名	調理法（器具）	調理終了時間（A）	提供（販売）終了時間（B）	保存時間（B）－（A）
		:	:	:
		:	:	:
		:	:	:
		:	:	:
		:	:	:

● ⑧冷却作業・冷却保存工程があるもの（調理工程途中も含む）

冷たい状態で提供される食品（調理終了後 30 分以上の場合）10 ℃以下で保冷

献立名	調理法（器具）	冷却開始時間（A）	冷却終了時間（B）	冷却終了時中心温度	冷却時間（B）－（A）	保冷開始時間	保冷終了時間
		:	:	℃	:	:	:
		:	:	℃	:	:	:
		:	:	℃	:	:	:
		:	:	℃	:	:	:
		:	:	℃	:	:	:
		:	:	℃	:	:	:

〔冷却工程〕
30 分以内に 20 ℃以下
60 分以内に 10 ℃以下

実施５　加熱・冷却における保存温度・時間などの点検表

加熱・冷却における保存温度・時間などの点検については，３章７. 衛生管理・安全管理（p.57 ～）を参照すること。

帳票作成のポイント

これらの確認は，施設により機器の有無や使用機器が異なるため施設に応じて臨機応変な対応が必要となる。

クックチルにおいては，クックサーブに比べて記録する箇所が多い。料理保管中の中心温度の測定や，冷却工程，再加熱調理時の温度測定など，料理の温度管理と衛生管理を確実に実施する必要がある。

実施５　加熱・冷却における保存温度・時間などの点検表の作成手順

次の⑨～⑭の順番で記入・記録し，各点検表を作成する。

●…クックサーブ実習時に記載する箇所，○…クックチル実習時に記載する箇所

※すべての項目において，必要事項を記載したら，担当者名を記入すること。

●○ ⑨ **中心温度計の点検**　点検項目を確認し，問題なければ✓を記入

●○ ⑩ **生野菜の消毒時間記録表**

献立名と消毒方法（次亜塩素酸ナトリウム・酸性電解水など）を記入し，規定濃度の確認と，浸漬開始時間および終了時間を記録

○ ⑪ **加熱調理の温度測定**

加熱調理の献立名，調理法と加熱調理に使用する機器・器具を記入する。中心温度計を用いて中心温度を測定し，その値と記録時間を記録

○ ⑫ **冷却作業・冷却保存工程の温度管理**

献立名，調理法と冷却作業に使用する機器・器具を記入し，冷却開始時間と，冷却終了時間，冷却終了時の中心温度を中心温度計で測定し，その値を記録

○ ⑬ **料理保存中の中心温度測定**

チルド保管中は毎日測定し，中心温度が３ ℃以下であることを確認する。また，日時を記入し，献立名と中心温度計で測定した中心温度を記録

○ ⑭ **再加熱調理の温度測定**

日付，献立名，調理法と加熱調理に使用する機器を記入。再加熱後，中心温度計を用いて中心温度を測定し，中心温度と測定時間を記録

●○ ⑮ **改善点**

上記内容（⑨～⑭）で改善点がみつかれば，具体的な内容を記録

実施５ 【記入例】加熱・冷却における保存温度・時間などの点検表（T・T 管理）

○○ 年　△　月　□　日　（　○　）　　クラス：○　　班：○班　　担当者：○△　□×

●○ ⑨中心温度計の点検

点検項目	点検結果
中心温度計を氷水を用いて測定し０℃であるか。 沸騰水を用いて測定し100℃であるかを確認する。	✓

●…クックサーブ実習時
○…クックチル実習時

●○ ⑩生野菜の消毒時間記録表

献立名	消毒方法	規定濃度確認	浸漬開始時間	浸漬終了時間	特記事項	担当者
			:	:		
			:	:		
			:	:		
			:	:		
			:	:		

〔規定濃度確認〕次亜塩素酸ナトリウム 100 ppm もしくは 200 ppm 酸性電解水などを使用する場合は基準値を参考にする

○ ⑪加熱調理の温度測定

献立名	調理法（器具）	中心温度１	中心温度２	中心温度３	記録時間	特記事項	担当者
タンドリーチキン	焼き（ホテルパン）	91 ℃	84 ℃	88 ℃	11：15		○○
かぼちゃの煮物	スチーム（ホテルパン）	95 ℃	98 ℃	96 ℃	10：15		○○
にんじんのグラッセ	スチーム（ホテルパン）	89 ℃	87 ℃	91 ℃	10：45		○○
ブロッコリー	スチーム（ホテルパン）	95 ℃	92 ℃	95 ℃	9：30		○○
リンゴのコンポート	スチーム（ホテルパン）	87 ℃	89 ℃	89 ℃	10：45		○○
ごはん	炊く（炊飯器）	99 ℃	98 ℃	99 ℃	11：00		○○
					:		

中心温度計は水洗い後，使用前後にアルコール消毒，３点以上測定（４点以上は特記事項に記入），75 ℃以上を確認する

○ ⑫冷却作業・冷却保存工程の温度管理　　チル：90 分以内に３℃以下

献立名	調理法（器具）	冷却開始時間（A）	冷却終了時間（B）	冷却終了時の中心温度	担当者	献立名	調理法（器具）	冷却開始時間（A）	冷却終了時間（B）	冷却終了時の中心温度	担当者
タンドリーチキン	焼き（ホテルパン）	11：15	12：00	2 ℃	○○			:	:	℃	
かぼちゃの煮物	スチーム（ホテルパン）	10：15	11：00	1 ℃	○○			:	:	℃	
にんじんのグラッセ	スチーム（ホテルパン）	10：45	11：15	0 ℃	○○			:	:	℃	
ブロッコリー	スチーム（ホテルパン）	9：30	10：00	1 ℃	○○			:	:	℃	
リンゴのコンポート	スチーム（ホテルパン）	10：45	11：15	1 ℃	○○			:	:	℃	
ごはん	炊く（炊飯器）	11：15	12：00	2 ℃	○○			:	:	℃	

○ ⑬料理保存中の中心温度測定　　毎日測定し，中心温度が３℃以下であること確認する

日時	献立名	中心温度	担当者	日時	献立名	中心温度	担当者
○月○日 13：00	タンドリーチキン	1 ℃	○○			℃	
○月○日 13：00	かぼちゃの煮物	0 ℃	○○			℃	
○月○日 13：00	にんじんのグラッセ	1 ℃	○○			℃	
○月○日 13：00	ブロッコリー	0 ℃	○○			℃	
○月○日 13：00	リンゴのコンポート	1 ℃	○○			℃	
○月○日 13：00	ごはん	1 ℃	○○			℃	

○ ⑭再加熱調理の温度測定

日付	献立名	調理法(器具)	中心温度１	中心温度２	中心温度３	記録時間	特記事項	担当者
○月×日	タンドリーチキン	焼き(ホテルパン)	91 ℃	84 ℃	88 ℃	11：30		○○
○月×日	かぼちゃの煮物	煮（大鍋）	95 ℃	98 ℃	96 ℃	11：30		○○
○月×日	にんじんのグラッセ	煮（中鍋）	89 ℃	87 ℃	91 ℃	11：00		○○
○月×日	ブロッコリー	スチーム(ホテルパン)	95 ℃	92 ℃	95 ℃	11：00		○○
○月×日	ごはん	スチーム(ホテルパン)	90 ℃	90 ℃	90 ℃	11：00		○○

中心温度計は水洗い後，使用前後にアルコール消毒，３点以上測定（４点以上は特記事項に記入），75 ℃以上を確認する

●○ ⑮改善点

実施５　加熱・冷却における保存温度・時間などの点検表（T・T 管理）

年　　月　　日（　　）　　クラス：　　班：　　担当者：

●…クックサーブ実習時
○…クックチル実習時

●○ ⑨中心温度計の点検

点検項目	点検結果
中心温度計を氷水を用いて測定し０℃であるか。 沸騰水を用いて測定し100℃であるかを確認する。	

●○ ⑩生野菜の消毒時間記録表

献立名	消毒方法	規定濃度確認	浸漬開始時間	浸漬終了時間	特記事項	担当者
			：	：		
			：	：		
			：	：		
			：	：		
			：	：		

〔規定濃度確認〕次亜塩素酸ナトリウム 100 ppm もしくは 200 ppm，酸性電解水などを使用する場合は基準値を参考にする

○ ⑪加熱調理の温度測定

献立名	調理法（器具）	中心温度１	中心温度２	中心温度３	記録時間	特記事項	担当者
		℃	℃	℃	：		
		℃	℃	℃	：		
		℃	℃	℃	：		
		℃	℃	℃	：		
		℃	℃	℃	：		
		℃	℃	℃	：		
		℃	℃	℃	：		

中心温度計は水洗い後，使用前後にアルコール消毒，３点以上測定（４点以上は特記事項に記入），75 ℃以上を確認する

○ ⑫冷却作業・冷却保存工程の温度管理

チル：90 分以内に３℃以下

献立名	調理法（器具）	冷却開始時間（A）	冷却終了時間（B）	冷却終了時の中心温度	担当者	献立名	調理法（器具）	冷却開始時間（A）	冷却終了時間（B）	冷却終了時の中心温度	担当者
		：	：	℃				：	：	℃	
		：	：	℃				：	：	℃	
		：	：	℃				：	：	℃	
		：	：	℃				：	：	℃	
		：	：	℃				：	：	℃	
		：	：	℃				：	：	℃	

○ ⑬料理保存中の中心温度測定

毎日測定し，中心温度が３℃以下であること確認する

日時	献立名	中心温度	担当者	日時	献立名	中心温度	担当者
		℃				℃	
		℃				℃	
		℃				℃	
		℃				℃	
		℃				℃	
		℃				℃	

○ ⑭再加熱調理の温度測定

日付	献立名	調理法(器具)	中心温度１	中心温度２	中心温度３	記録時間	特記事項	担当者
			℃	℃	℃	：		
			℃	℃	℃	：		
			℃	℃	℃	：		
			℃	℃	℃	：		
			℃	℃	℃	：		

中心温度計は水洗い後，使用前後にアルコール消毒，３点以上測定（４点以上は特記事項に記入），75 ℃以上を確認する

●○ ⑮改善点

実施6 できあがり重量と残食調査表および残菜・喫食調査表

できあがり重量と残食調査表および残菜・喫食調査については，3章4．生産管理・品質管理（p.48～）を参照すること。

帳票作成のポイント

盛付け時の重量を知るためには，できあがり重量を測定し，1人分の提供量を算出する。この量を知ることで，1人どれくらい盛付けすればよいか把握することができる。また，残食率を知ることで利用者の好みの把握や，料理の分量や質，味などが適正であったかを知ることができる。

実施6 できあがり重量と残食調査表および残菜・喫食調査表の作業手順

①～⑯の順番で記入し，できあがり重量と残食調査表および残菜・喫食調査表を作成する。

① **献立名**　料理別に献立名を記入

② **総重量**　鍋・ホテルパンなどと料理の重量を測定し，その値を記入

③ **鍋・ホテルパンなどの重量**　鍋・ホテルパンなどの重量を確認し，その値を記入

④ **（全体の）できあがり重量**

（全体の）できあがり重量は，（総重量）－（鍋・ホテルパンなどの重量）で算出し，その値を記入

⑤ **予定食数**　計画1を確認し，食数を転記

⑥ **予定1人分重量**　（全体の）できあがり重量 ÷ 予定食数　で算出し，その値を記入

⑦ **提供食数**　提供した食数を記入

⑧ **残食（盛付けの残り）重量**　残食があれば測定し，その値を記入

⑨ **献立名**　料理別に献立名を記入

⑩ **供食重量**　（全体の）できあがり重量 － 残食（盛付けの残り）で算出しその値を記入

⑪ **1人分提供重量**　1人分の提供する重量は，供食重量 ÷ 提供食数　で算出し，その値を記入

⑫ **残食率（%）**　残食（盛付けの残り）÷ 供食重量 × 100　で算出し，その値を記入

⑬ **残菜（食べ残し）重量**　残菜（食べ残し）重量を測定し，その値を記入

⑭ **残菜率（%）**　残菜（食べ残し）÷ 供食重量 × 100　で算出し，その値を記入

⑮ **1人分残菜重量**　残菜（食べ残し）÷ 提供食数で算出し，その値を記入

⑯ **1人分摂取量**　1人分摂取量は，1人分提供重量 － 1人分残菜重量　で算出し，その値を記入

実施６　【記入例】できあがり重量と残食調査表および残菜・喫食調査表

年　　月　　日（　　）　クラス：　　　班：　　　担当者：

注意：果物の皮，魚の骨・皮など，廃棄部分とみなせるものは省く

調理後・盛付け後に測定	できあがり重量	①献　立　名（つけあわせなど料理別に）		ごはん	タンドリーチキン	にんじんのグラッセ	ブロッコリー	かぼちゃの煮物	リンゴのコンポート	
		②総重量（鍋・ホテルパンなどと料理の重量）（g）		8,880	3,400	2,440	2,320	5,320	3,600	
		③鍋・ホテルパンなどの重量（g）		3,000	1,240	1,400	1,000	1,400	0	
		④（全体の）できあがり重量（g）	②－③	5,880	2,160	1,040	1,320	3,920	3,600	
		⑤予定食数（食）		40	40	40	40	40	40	
		⑥予定１人分重量	④÷⑤	147	54	26	33	98	90	総合計*
		⑦提供食数（食）		40	40	40	40	40	40	40
		⑧残食（盛付けの残り）重量（g）		0	0	0	0	0	230	230
提供後に測定	残食調査，残菜・喫食調査	⑨献　立　名		ごはん	タンドリーチキン	にんじんのグラッセ	ブロッコリー	かぼちゃの煮物	リンゴのコンポート	総合計*
		⑩供食重量（g）	④－⑧	5,880	2,160	1,040	1,320	3,920	3,370	17,690
		⑪１人分提供重量（g）	⑩÷⑦	147	54	26	33	98	84	
		⑫残食率（%）	⑧÷⑩×100	0	0	0	0	0	6.8	1.3
		⑬残菜（食べ残し）重量（g）		280	0	30	60	0	80	450
		⑭残菜率（%）	⑬÷⑩×100	4.8	0.0	2.9	4.5	0.0	2.4	2.5
		⑮１人分残菜重量（g）	⑬÷⑦	7	0	1	2	0	2	
		⑯１人分摂取量（g）	⑪－⑮	140	54	25	32	98	82	
⑰考察		残食があった料理は，ごはん，にんじんのグラッセ，ブロッコリー，リンゴのコンポートであり，ごはんとブロッコリーが4%を超える残菜率であった								

＊すべての料理をまとめて測定した場合

実施８　食器洗浄テスト記録表

	残留物	①対象食器	②洗浄方法	③判定	④考察
洗浄中に測定	でんぷん	ごはん茶わん	手洗い後，食器洗浄機 詳細：	—	判定はすべて（－）であり，適正な洗浄が行われていた
	脂肪	メイン食器	手洗い後，食器洗浄機 詳細：	—	
	たんぱく質	メイン食器	手洗い後，食器洗浄機 詳細：	—	
	洗剤	副菜食器	手洗い後，食器洗浄機	—	

実施 6　できあがり重量と残食調査表および残菜・喫食調査表

年　　月　　日（　　）　クラス：　　　班：　　　担当者：

注意：果物の皮，魚の骨・皮など，廃棄部分とみなせるものは省く

調理後・盛付け後に測定	できあがり重量	① 献　立　名（つけあわせなど料理別に）								
		② 総重量（鍋・ホテルパンなどと料理の重量）(g)								
		③ 鍋・ホテルパンなどの重量（g）								
		④（全体の）できあがり重量（g）	② − ③							
		⑤ 予定食数（食）								
		⑥ 予定１人分重量	④ ÷ ⑤							総合計*
		⑦ 提供食数（食）								
		⑧ 残食（盛付けの残り）重量（g）								
提供後に測定	残食調査，残菜・喫食調査	⑨ 献　立　名								総合計*
		⑩ 供食重量（g）	④ − ⑧							
		⑪ １人分提供重量（g）	⑩ ÷ ⑦							
		⑫ 残食率（%）	⑧ ÷ ⑩ × 100							
		⑬ 残菜（食べ残し）重量（g）								
		⑭ 残菜率（%）	⑬ ÷ ⑩ × 100							
		⑮ １人分残菜重量（g）	⑬ ÷ ⑦							
		⑯ １人分摂取量（g）	⑪ − ⑮							
⑰ 考察										

＊すべての料理をまとめて測定した場合

実施 8　食器洗浄テスト記録表

	残留物	①対象食器	②洗浄方法	③判定	④考察
洗浄中に測定	でんぷん		手洗い後，食器洗浄機 詳細：		
	脂肪		手洗い後，食器洗浄機 詳細：		
	たんぱく質		手洗い後，食器洗浄機 詳細：		
	洗剤		手洗い後，食器洗浄機 詳細：		

実施7　検　食　簿

検食については，３章７．衛生管理・安全管理（p.58 ～）を参照すること。

(1) 帳票作成のポイント

検食簿は，検食を行う際に記載する帳票である。食事内容の確認を行うことが目的であり，１食分の提供量の適切性，味つけ，香り，色合い（色彩），形態について確認する。確認は，利用者に提供する前に行う。

実施7　検食簿の作業手順

次の①～⑥の順番で記入し，検食簿を作成する。

① **献立名**　献立名を記入

② **料理別評価**　料理別に各項目に関しての評価を行い，該当する項目に○をつける

③ **衛生面**　衛生面に対しての評価を行い，該当する項目に○をつける

④ **総合的評価**　総合的評価として各項目に関する評価を行い，該当する項目に○をつける

⑤ **点数（10 点満点で記入）**　点数を 10 点満点中，何点であったかを記入

⑥ **所見**　料理について味，見た目など気になった点や問題点を記入

実施8　食器洗浄テスト記録表

食器洗浄テストについては，３章７．衛生管理・安全管理（p.59 ～）を参照すること。

(1) 帳票作成のポイント

食器洗浄の状態を評価し，考察することで，洗浄方法や洗浄作業の適正化を図る。

実施8　食器洗浄テスト記録表の作業手順

次の①～③の順番で記入し，食器洗浄テスト記録表を作成する。（帳票は p.126，127 実施６と一緒に掲載）

① **対象食器**　対象食器の名称を記入

② **洗浄方法**　手洗い後または食器洗浄機を選択。詳細があれば記入

③ **判定**　p.59 表 3-20 に記載している「判定基準」を参考に記入

④ **考察**　判定に対する考察を記入

実施7 【記入例】検食簿

○○年 △ 月 □ 日 (×) クラス：○ 班：○班 担当者：□□ △△

昼食 検食時間 ： 時 分

	①献立名	②評価		③衛生面	
料理別評価	【主 食】	味つけ	**良い** ・ 普通 ・ 悪い	異物混入	**なし** ・ あり
	ごはん	量	良い ・ **普通** ・ 悪い		
		盛付け	**良い** ・ 普通 ・ 悪い	異味異臭	**なし** ・ あり
		固さ	**良い** ・ 固い ・ 軟らかい		
		温度	**適温である** ・ 適温でない	加熱状況	**適切** ・ 不適切
		色彩・バランス	**良い** ・ 普通 ・ 悪い		
	【主 菜】	味つけ	**良い** ・ 普通 ・ 悪い	異物混入	**なし** ・ あり
	タンドリーチキン	量	良い ・ **普通** ・ 悪い		
		盛付け	**良い** ・ 普通 ・ 悪い	異味異臭	**なし** ・ あり
		温度	**適温である** ・ 適温でない		
		色彩・バランス	**良い** ・ 普通 ・ 悪い	加熱状況	**適切** ・ 不適切
	【副 菜 1】	味つけ	**良い** ・ 普通 ・ 悪い	異物混入	**なし** ・ あり
	にんじんのグラッセ	量	**良い** ・ 普通 ・ 悪い		
		盛付け	**良い** ・ 普通 ・ 悪い	異味異臭	**なし** ・ あり
		温度	**適温である** ・ 適温でない		
		色彩・バランス	**良い** ・ 普通 ・ 悪い	加熱状況	**適切** ・ 不適切
	【副 菜 2】	味つけ	**良い** ・ 普通 ・ 悪い	異物混入	**なし** ・ あり
	ブロッコリー	量	**良い** ・ 普通 ・ 悪い		
		盛付け	**良い** ・ 普通 ・ 悪い	異味異臭	**なし** ・ あり
		温度	**適温である** ・ 適温でない		
		色彩・バランス	**良い** ・ 普通 ・ 悪い	加熱状況	**適切** ・ 不適切
	【副 菜 3】	味つけ	**良い** ・ 普通 ・ 悪い	異物混入	**なし** ・ あり
	かぼちゃの煮物	量	良い ・ **普通** ・ 悪い		
		盛付け	**良い** ・ 普通 ・ 悪い	異味異臭	**なし** ・ あり
		温度	**適温である** ・ 適温でない		
		色彩・バランス	**良い** ・ 普通 ・ 悪い	加熱状況	**適切** ・ 不適切
	【デザート】	味つけ	**良い** ・ 普通 ・ 悪い	異物混入	**なし** ・ あり
	リンゴのコンポート	量	良い ・ **普通** ・ 悪い		
		盛付け	**良い** ・ 普通 ・ 悪い	異味異臭	**なし** ・ あり
		温度	**適温である** ・ 適温でない		
		色彩・バランス	**良い** ・ 普通 ・ 悪い	加熱状況	**適切** ・ 不適切

	項 目	④評 価	⑤点数（10点満点で記入）
総合評価	料理の組み合わせ	良い ・ **普通** ・ 悪い	8 ／10
	味つけ	**良い** ・ 普通 ・ 悪い	
	量	良い ・ **普通** ・ 悪い	
	盛付け	**良い** ・ 普通 ・ 悪い	
	温度	**適温である** ・ 適温でない	
	色彩・バランス	良い ・ **普通** ・ 悪い	

⑥所 見

もう少し色彩がよいと見栄えがいいのではないかと感じた。

かぼちゃの煮物が少し多いと感じた。

実施7　検食簿（例）

年　　月　　日（　　）　　クラス：　　　班：　　　担当者：

昼食　　　検食時間　：　時　分

	①献立名	②評　価		③衛生面	
料理別評価	【主　食】	味つけ 量 盛付け 固さ 温度 色彩・バランス	良い・普通・悪い 良い・普通・悪い 良い・普通・悪い 良い・固い・軟らかい 適温である・適温でない 良い・普通・悪い	異物混入 異味異臭 加熱状況	なし・あり なし・あり 適切・不適切
	【主　菜】	味つけ 量 盛付け 温度 色彩・バランス	良い・普通・悪い 良い・普通・悪い 良い・普通・悪い 適温である・適温でない 良い・普通・悪い	異物混入 異味異臭 加熱状況	なし・あり なし・あり 適切・不適切
	【副　菜　1】	味つけ 量 盛付け 温度 色彩・バランス	良い・普通・悪い 良い・普通・悪い 良い・普通・悪い 適温である・適温でない 良い・普通・悪い	異物混入 異味異臭 加熱状況	なし・あり なし・あり 適切・不適切
	【副　菜　2】	味つけ 量 盛付け 温度 色彩・バランス	良い・普通・悪い 良い・普通・悪い 良い・普通・悪い 適温である・適温でない 良い・普通・悪い	異物混入 異味異臭 加熱状況	なし・あり なし・あり 適切・不適切
	【副　菜　3】	味つけ 量 盛付け 温度 色彩・バランス	良い・普通・悪い 良い・普通・悪い 良い・普通・悪い 適温である・適温でない 良い・普通・悪い	異物混入 異味異臭 加熱状況	なし・あり なし・あり 適切・不適切
	【デザート】	味つけ 量 盛付け 温度 色彩・バランス	良い・普通・悪い 良い・普通・悪い 良い・普通・悪い 適温である・適温でない 良い・普通・悪い	異物混入 異味異臭 加熱状況	なし・あり なし・あり 適切・不適切

	項　目	④評　価	⑤点数（10点満点で記入）
総合評価	料理の組み合わせ	良い・普通・悪い	
	味つけ	良い・普通・悪い	
	量	良い・普通・悪い	
	盛付け	良い・普通・悪い	
	温度	適温である・適温でない	
	色彩・バランス	良い・普通・悪い	／10

⑥所　見

実施 9　実習施設などの点検表①②

実習施設などの点検表①②については，第 3 章 7．衛生管理・安全管理（p.59 〜）を参照すること。

(1) 帳票作成のポイント

大量調理施設衛生管理マニュアルに記載している点検表を基にして作業を行う。実習施設によって点検項目は異なるため独自の点検表を作成するとよい。

調理機器や調理器具，調理後の点検や廃棄物の取り扱い，調理施設の点検，食材料の取り扱いなどについての項目を点検し，問題なければ✓を入れる。

実施 9　実習施設などの点検表①②の作業手順

① 点検結果　各点検項目を確認し，問題なければ✓を記入

② 改善を行った点　問題が発生した場合は，発生内容と改善した点について記入

実施 9 【記入例】実習施設などの点検表①②

◆食材料の取り扱いなどの点検表

点検項目		① 点検結果
1	食材料の納入に際しては調理従事者などが立ち会いましたか。	✓
2	検収場で食材料の品質，鮮度，品温，異物の混入などについて点検を行いましたか。	✓
3	食材料は分類ごとに区分して，専用の保管場に保管設備を設け，適切な温度で保管されていますか。	✓
	食材料の搬入時の時刻および温度の記録がされていますか。	✓
4	食材料の包装の汚染を保管設備に持ち込まないようにしていますか。	✓
	保管設備内での食材料の交差汚染が防がれていますか。	✓
5	食材料を配送用包装のまま非汚染作業区域に持ち込んでいませんか。	✓

②◆改善を行った点

特になし

実施９　調理施設などの点検表①

年　　月　　日（　　）　クラス：　　班：　　担当者：

◆調理器具，容器などの点検

点検項目		点検結果
1	包丁，まな板などの調理器具は用途別および食品別に用意し，混同しないように使用されていますか。	
2	調理器具，容器などは作業動線を考慮し，あらかじめ適切な場所に適切な数が配置されていますか。	
3	調理器具，容器などは使用後（必要に応じて使用中）に洗浄・殺菌し，乾燥されていますか。	
4	調理場内における器具，容器などの洗浄・殺菌は，すべての食品が調理場から搬出された後，行っていますか。（使用中などやむをえない場合は，洗浄水などが飛散しないように行うこと。）	
5	調理機器は最低１日１回以上，分解して洗浄・消毒し，乾燥されていますか。	
6	すべての調理器具，容器などは衛生的に保管されていますか。	

◆下水処理・調理中の取り扱い

点検項目		点検結果
1	非汚染作業区域内に汚染を持ち込まないよう，下処理を確実に実施していますか。	
2	冷蔵庫または冷凍設備から出した食材料は速やかに下処理，調理に移行させていますか。	
	非加熱で提供される食材料は下処理後速やかに調理に移行していますか。	
3	野菜および果物を加熱せずに提供する場合には，適切な洗浄（必要に応じて殺菌）を実施していますか。	
4	加熱調理食品は中心部が十分（75 ℃で１分間以上（二枚貝などノロウイルス汚染のおそれのある食材料の場合は 85 ～ 90℃で 90 秒間以上）など）加熱されていますか。	
5	食材料および移動性の調理器具ならびに容器の取り扱いは床面から 60 cm 以上の場所で行われていますか。（ただし，跳ね水などからの直接汚染が防止できる食缶などで食材料を取り扱う場合には，30 cm 以上の台にのせて行うこと。）	
6	加熱調理食品の冷却，非加熱調理食品の下処理後における調理場などでの一時保管などは清潔な場所で行われていますか。	
7	加熱調理食品にトッピングする非加熱調理食品は，直接喫食する非加熱調理食品と同様の衛生管理を行い，トッピングする時期は提供までの時間が極力短くなるようにしていますか。	

◆調理後の取り扱い

点検項目		点検結果
1	加熱調理後，料理を冷却する場合には，速やかに中心温度を下げる工夫がされていますか。	
2	調理済み食品はほかからの二次汚染を防止するため，衛生的な容器にふたをして保存していますか。	
3	調理済み食品が適切に温度管理（冷却過程の温度管理を含む）を行い，必要な時刻および温度が記録されていますか。	
4	配送過程があるものは保冷または保温設備のある運搬車を用いるなどにより，適切な温度管理を行い，必要な時間および温度などが記録されていますか。	
5	調理済み食品は２時間以内に喫食されていますか。	

◆廃棄物の取り扱い

	点検項目	点検結果
1	廃棄物容器は，汚臭，汚液がもれないように管理するとともに，作業終了後は速やかに清掃し，衛生上支障のないように保持されていますか。	
2	返却された残渣は，非汚染作業区域に持ち込まれていませんか。	
3	廃棄物は，適宜集積場に搬出し，作業場に放置されていませんか。	
4	廃棄物集積場は，廃棄物の搬出後清掃するなど，周囲の環境に悪影響を及ばさないよう管理されていますか。	

実施 9　調理施設などの点検表②

◆調理施設の点検

	点検項目	点検結果
1	施設へのねずみやこん虫の侵入を防止するための設備に不備はありませんか。	
2	施設の清掃は，すべての食材料が調理場内から完全に搬出された後，適切に実施されましたか。(床面，内壁のうち床面から 1 m 以内の部分および手指の触れる場所)	
3	施設に部外者が入ったり，調理作業に不必要な物品が置かれていたりしませんか。	
4	施設は十分な換気が行われ，高温多湿が避けられていますか。	
5	手洗い設備のせっけん，爪ブラシ，ペーパータオル，殺菌液は適切ですか。	

◆食材料の取り扱いなどの点検表

	点検項目	点検結果
1	食材料の納入に際しては調理従事者などが立ち会いましたか。	
2	検収場で食材料の品質，鮮度，品温，異物の混入などについて点検を行いましたか。	
3	食材料は分類ごとに区分して，専用の保管場に保管設備を設け，適切な温度で保管されていますか。	
	食材料の搬入時の時刻および温度の記録がされていますか。	
4	食材料の包装の汚染を保管設備に持ち込まないようにしていますか。	
	保管設備内での食材料の交差汚染が防がれていますか。	
5	食材料を配送用包装のまま非汚染作業区域に持ち込んでいませんか。	

◆改善を行った点

(評価・改善) 実施終了後に評価し，改善，対策方法を考える。

☆評価１☆実施献立表

(1) 帳票の必要性

実施献立表は，あらかじめ作成した予定献立表に従って調理する中で，食材料や使用量に変更が生じた際の変更内容を記録・修正したものである。

評価において，予定献立表と調理による重量変化率から算出した純使用量（g）との栄養量を比較する。実際に，摂取する状態に近い調理後の食材料の成分値を用いて算出した実施献立表の値である。「実施給与栄養量」と「予定給与栄養量」との差を確認することで，調理による成分値の変動が把握できる。また，実施給与栄養量を算出することによって，当初設定した給与栄養目標量により厳密に近づけることが可能となる。

★評価１★実施献立表の作成手順と評価

次の①～⑦の順番で実施献立表を作成し，最終的に**「予定給与栄養量」と比較**する。

①１人分の純使用量（可食量），廃棄率

計画１の１人分の純使用量と廃棄率を転記

※予定献立表の使用量を赤で修正している場合は修正した値を用いる

②１人分の総使用量（使用量）　発注で使用する総使用量を転記または修正があった場合は求める

③栄養価計算用食材料名（調理後の食材料名）

喫食量を基に栄養価算定を行うため，調理後の食材料名を計画１より転記

④重量変化率（%）　食品成分表の重量変化率を転記

⑤重量変化後の純使用量（g）　重量変化後の純使用量を計画１より転記

⑥栄養価計算　エネルギー・栄養素の栄養価計算を行い，「実施給与栄養量」とする

⑦エネルギー産生栄養素バランス　エネルギー産生栄養素バランスを算出

評価１　【記入例】実施献立表

○○年　△　月　□　日　（　×　）　　クラス：○　　班：○班　　担当者：□□　△△

担当教員

計画１を転記する
・下記については，予定献立表に追加した食材料や調味料があれば追加分を足した数値に変更する。
・現場では予定献立表に赤で修正する。

		献立作成の作業項目		発注のための作業項目	できあがり量を栄養価計算するための項目			⑥栄養価計算											
		調理作業指示書の数値	食品成分表の数値	調理開始時の使用量	喫食量（栄養価計算資料）														
献立名	食材料発注用の食材料名（調理前の食材料名）	① 1人分の純使用量（可食量）	① 廃棄率	② 1人分の総使用量（使用量）	③ 栄養価計算用食材料名（調理後の食材料名）	④ 重量変化率	⑤ 重量変化後の純使用量	エネルギー	アミノ酸組成によるたんぱく質	脂肪酸のトリアシルグリセロール当量	利用可能炭水化物（質量計）	食物繊維総量	カルシウム	鉄	ビタミンA（レチノール活性当量）	ビタミンB_1	ビタミンB_2	ビタミンC	食塩相当量
		（g）	（%）	（g）		（%）	（g）	（kcal）	（g）	（g）	（g）	（g）	（mg）	（mg）	（μg）	（mg）	（mg）	（mg）	（g）
ごはん	こめ（水稲・精白米）	70		70	こめ（めし・精白米）	210	147	229	2.9	0.3	50.9	2.2	4	0.1	0	0.03	0.01	0	0.0
	水	91		91															
タンドリーチキン	若どり・もも（皮つき）-生	90		90	若どり・もも（皮つき）-焼き	61	55	121	14.5	7.0	0.0	0.0	3	0.5	14	0.08	0.13	1	0.1
	食塩	0.6		0.6	食塩	100	0.6	0	0.0	0.0	0.0	0.0	0	0.0	0	0.00	0.00	0	0.6
	ヨーグルト（全脂無糖）	5		5	ヨーグルト（全脂無糖）	100	5	3	0.2	0.1	0.2	0.0	6	0.0	2	0.00	0.01	0	0.0
	マヨネーズ（全卵型）	5		5	マヨネーズ（全卵型）	100	5	33	0.1	3.6	0.1	0.0	0	0.0	1	0.00	0.00	0	0.1
	カレー粉	0.3		0.3	カレー粉	100	0.3	1	0.0	0.0	0.0	0.1	2	0.1	0	0.00	0.00	0	0.0
	トマトケチャップ	1.5		1.5	トマトケチャップ	100	1.5	2	0.0	0.0	0.4	0.0	0	0.0	1	0.00	0.00	0	0.0
（つけあわせ）にんじんのグラッセ	にんじん・根（皮つき）-生	30	3	31	にんじん・根（皮むき）-ゆで	87	26	7	0.1	0.0	1.3	0.7	8	0.1	190	0.02	0.01	1	0.0
	水	30		30	水	100	30	0	0.0	0.0	0.0	0.0	0	0.0	0	0.00	0.00	0	0.0
	有塩バター	2		2	有塩バター	100	2	14	0.0	1.5	0.0	0.0	0	0.0	10	0.00	0.00	0	0.0
	車糖・上白糖	2		2	車糖・上白糖	100	2	8	0.0	0.0	2.0	0.0	0	0.0	0	0.00	0.00	0	0.0
	食塩	0.2		0.2	食塩	100	0.2	0	0.0	0.0	0.0	0.0	0	0.0	0	0.00	0.00	0	0.2
ブロッコリー	ブロッコリー・花序-冷凍	30		30	ブロッコリー・花序-ゆで	110	33	10	0.9	0.1	0.4	1.4	14	0.3	23	0.02	0.03	18	0.0
	食塩	0.1		0.1	食塩	100	0.1	0	0.0	0.0	0.0	0.0	0	0.0	0	0.00	0.00	0	0.1
かぼちゃの煮物	西洋かぼちゃ-冷凍	100		100	西洋かぼちゃ-ゆで	98	98	78	1.0	0.2	15.9	4.0	22	0.3	206	0.04	0.06	31	0.0
	こいくちしょうゆ	5		5	こいくちしょうゆ	100	5	4	0.3	0.0	0.1	0.0	1	0.1	0	0.00	0.01	0	0.7
	車糖・上白糖	4		4	車糖・上白糖	100	4	16	0.0	0.0	4.0	0.0	0	0.0	0	0.00	0.00	0	0.0
	かつお・昆布だしパック	1.3		1.3	かつお・昆布だし	100	40	1	0.1	0.0	0.0	0.0	1	0.0	0	0.00	0.00	0	0.0
	水	40		40															
リンゴのコンポート	りんご（皮つき）-生	90	6	96	りんご（皮なし）-生	100	90	48	0.1	0.0	11.0	1.3	3	0.1	1	0.02	0.00	4	0.0
	水	9		9	水	100	9	0	0.0	0.0	0.0	0.0	0	0.0	0	0.00	0.00	0	0.0
	車糖・上白糖	9		9	車糖・上白糖	100	9	35	0.0	0.0	8.9	0.0	0	0.0	0	0.00	0.00	0	0.0
							合計	610	20.2	12.8	95.1	9.7	63	1.6	447	0.21	0.26	55	1.8

⑦エネルギー産生栄養素バランス　　たんぱく質エネルギー比（P比）13.2%，脂肪エネルギー比（F比）19.3%，炭水化物エネルギー比（C比）67.5%

評価 1　実施献立表

年　　月　　日（　　）　クラス：　　班：　　担当者：

担当教員
◎

計画 1 を転記する ・下記については，予定献立表に追加した食材や調味料があれば追加分を足した数値に変更する。
・現場では予定献立表に赤で修正する。

		献立作成の作業項目		発注のための作業項目	できあがり量を栄養価計算するための項目			⑥栄養価計算											
		調理作業指示書の数値	食品成分表の数値	調理開始時の使用量	喫食量（栄養価計算資料）														
献立名	食材料発注用の食材料名（調理前の食材料名）	① 1 人分の純使用量（可食量）（g）	① 廃棄率（%）	② 1 人分の総使用量（使用量）（g）	③ 栄養価計算用食材料名（調理後の食材料名）	④ 重量変化率（%）	⑤ 重量変化後の純使用量（g）	エネルギー（kcal）	アミノ酸組成によるたんぱく質（g）	脂肪酸のトリアシルグリセロール当量（g）	利用可能炭水化物（質量計）（g）	食物繊維総量（g）	カルシウム（mg）	鉄（mg）	ビタミンA（レチノール活性当量）（μg）	ビタミン B_1（mg）	ビタミン B_2（mg）	ビタミンC（mg）	食塩相当量（g）

⑦エネルギー産生栄養素バランス　**たんぱく質エネルギー比（P 比）　　%，脂肪エネルギー比（F 比）　　%，炭水化物エネルギー比（C 比）　　%**

☆ 評価 2-1 ☆ 食材料管理評価（食材料費日計表）（食材料の廃棄率）

食材料に関する用語などについては，第 3 章 3．食材料管理（p.42 ～）を参照すること。

(1) 帳票の必要性

食材料の予算，購入計画，検収および保管について，適切な対応であったかについて，評価する。

★ 評価 2-1 ★ 食材料管理（食材料費日計表）（食材料の廃棄率）の作成手順と評価

食材料費日計表

実施献立表を基に，献立名・食材料名を転記し，食数を乗じて総使用量を算出する。また，食品群番号は，食品成分表より転記する。納品書の単価を乗じ，1 日当たりの食材料費の総額を算出する。総額を予定食数で除することで，実施食材料費が求められ，予定食材料費との金額差を算出する。差額の生じた要因を把握し，使用金額の高い食材料に関しては重点的に管理し，コスト削減につなげる。

調理中に損出する調味料を使用した場合は，食材料費を算出しなければならないため忘れず記載すること。

食材料の廃棄率

大量調理は少量調理に比べて，廃棄率は高くなる。加えて，大量調理機器への付着や給食従事者の調理技術などの差異によって，変動が大きい。そのため，それぞれの給食施設において，食材料ごとに廃棄率を調査し，標準化することが望ましい。適切な数量の購入計画が可能となり，食材料管理に有効である。

学内実習では，第 4 章実施 3 の帳票中にある「廃棄率」と「成分表」の値を比較して評価するとよい。

評価 2-1 【記入例】食材料費日計表

担当教員

○○年　△　月　△△　日（　△　）　　クラス：○　　班：○班　　担当者：○○　××

食材料費日計表（食材料購入記録）

献立名	食品群別番号	食材料名	kg 単価（円/kg）	総使用量（kg）	金額（円）
				食数	40 食
ごはん	01083	精白米	480	2.8	1,344.0
				小計	1,344.0
タンドリーチキン	11221	若どり・もも肉（皮つき）	745	3.6	2,682.0
	17012	食塩	110	0.024	2.6
	13025	ヨーグルト（全脂無糖）	513	0.2	102.6
	17042	マヨネーズ（全卵型）	643	0.2	128.6
	17061	カレー粉	3,098	0.012	37.2
	17036	トマトケチャップ	378	0.06	22.7
				小計	2,975.7
つけあわせ	06212	にんじん・根(皮つき)-生	437	1.4	611.8
	14017	有塩バター	1,772	0.08	141.8
	03003	車糖・上白糖	249	0.08	19.9
	17012	食塩	110	0.008	0.9
	06263	ブロッコリー・花序-冷凍	692	1.2	830.4
	17012	食塩	110	0.004	0.4
				小計	1,605.2
かぼちゃの煮物	06050	西洋かぼちゃ（冷凍）	496	4	1984.0
	17007	こいくちしょうゆ	423	0.2	84.6
	03003	車糖・上白糖	249	0.16	39.8
	17021	かつお・昆布だしパック（1P 23円/52 g）	442	0.0013	0.6
				小計	2,109.0
リンゴのコンポート	07176	りんご（皮つき）-生	911	4	3,644.0
	03003	車糖・上白糖	249	0.36	89.6
				小計	3,733.6
				合計金額（支出）	11,767.6 円
1 人当たりの金額（1 人当たりの金額 ＝ 合計金額 ÷ 食数）				実施食材料費	294.2 円
評　価		1 人当たりの予定食材料費（計画 1）		予定食材料費	283.0 円
		金額差（実施食材料費 － 予定食材料費）		金額差	11.2 円

注：「納品量」とは実際に納品された量
　　「使用量」とは調理に使用した量

＊調味料の計算方法

こしょう 2 g 使用の場合

kg 変換 →〔g を kg に変換する〕使用量 ÷ 1,000

2 g ÷ 1,000 ＝ 0.002 kg

原価表より 1 kg 当たりの金額 1,300 円（g 単価 1.3 円）

1 kg 当たりの単価金額 × 総使用（kg）

1,300 円 × 0.002 kg ＝ 2.6 円

担当教員

評価 2-1　食材料費日計表

年　　月　　日（　　）　　クラス：　　班：　　担当者：

食材料費日計表（食材料購入記録）

				食数	食
献立名	食品群 別番号	食材料名	kg 単価 (円/kg)	総使用量 (kg)	金額 (円)
				合計金額（支出）	円
1 人当たりの金額（1 人当たりの金額 ＝ 合計金額 ÷ 食数）				実施食材料費	円
評　価		1 人当たりの予定食材料費（計画 1）		予定食材料費	円
		金額差（実施食材料費 － 予定食材料費）		金額差	円

注：「納品量」とは実際に納品された量
　「使用量」とは調理に使用した量

＊調味料の計算方法
こしょう 2 g 使用の場合
kg 変換 →〔g を kg に変換する〕使用量 ÷ 1,000
2 g ÷ 1,000 ＝ 0.002 kg
原価表より 1 kg 当たりの金額 1,300 円（g 単価 1.3 円）
1 kg 当たりの単価金額 × 総使用（kg）
1,300 円 × 0.002 kg ＝ 2.6 円

★評価 2-2★在庫食品受払簿の作成

生鮮食品は，基本的に当日納品だが，調味料や缶詰，乾物などは一定量をまとめて購入し，保管する。そのため，在庫食品の数量・価格の出納を明確にするために，**在庫食品受払簿**を作成する。食材料ごとの入庫と出庫の状況がわかるように，明確に記載する。定期的に棚卸しを実施し，実際の在庫量と帳票上の量が一致しているか管理する。また，在庫量は在庫上限量と在庫下限量で管理し，発注のタイミングは入庫までの期間を加味する。

先月からの繰越数量，当月の入庫・出庫数量，翌月への繰越数量から，実際に当月に使用した食材料の数量を把握することができる。単価を乗じて金額を算出し，直接原価の算定に用いられる。

評価 2-2　【記入例】在庫食品受払簿

年　　月　　日（　　）　　クラス：　　　班：　　　担当者：

食材料名	下限在庫量　2.0 kg			先月繰越	月	5				6				7				翌月繰越
					日	10	17	24	31	7	14	21	28	5	12	19	26	
こいくちしょうゆ	入庫	数量（kg）	購入時に記載					3.6					3.6				1.8	
	出庫	数量（kg）	使用時に記載			0.7	1.2	0.8	1.1	0.4	0.7	0.7	1.5	1	0.4	0.6	0.4	
	在庫	数量（kg）	入庫 － 出庫で算出	4		3.3	2.1	4.9	3.8	3.4	2.7	2.0	4.1	3.1	2.7	2.1	3.5	3.5
		単価（円/kg）	伝票で確認															598/1 kg
		金額（円）	在庫の数量 × 単価															2,093

(例)
注文（●）のタイミングは在庫量が
３ kg 以下になるときに注文する

在庫量の動き

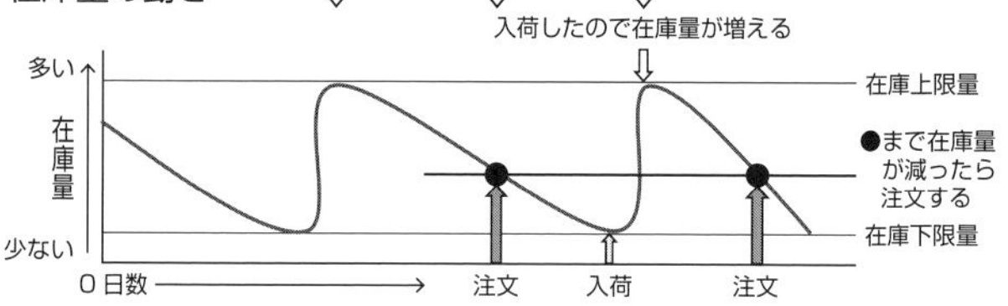

在庫上限量（最大限度量）：在庫量をこれ以上もてない限界の量
在庫下限量（最小限度量）：下限以下になると調理業務に支障が出る可能性がある量

評価 2-2　在庫食品受払簿

年　　月　　日（　　）　　クラス：　　　班：　　　担当者：

食材料名	下限在庫量　　　kg			先月繰越	月													翌月繰越
					日													
	入庫	数量（kg）	購入時に記載															
	出庫	数量（kg）	使用時に記載															
	在庫	数量（kg）	入庫 － 出庫で算出															
		単価（円/kg）	伝票で確認															
		金額（円）	在庫の数量 × 単価															
食材料名	下限在庫量　　　kg			先月繰越	月													翌月繰越
					日													
	入庫	数量（kg）	購入時に記載															
	出庫	数量（kg）	使用時に記載															
	在庫	数量（kg）	入庫 － 出庫で算出															
		単価（円/kg）	伝票で確認															
		金額（円）	在庫の数量 × 単価															

食材料名	下限在庫量		kg	先月繰越	月													翌月繰越
					日													
	入庫	数量（kg）	購入時に記載															
	出庫	数量（kg）	使用時に記載															
	在庫	数量（kg）	入庫 － 出庫で算出															
		単価（円/kg）	伝票で確認															
		金額（円）	在庫の数量 × 単価															

食材料名	下限在庫量		kg	先月繰越	月													翌月繰越
					日													
	入庫	数量（kg）	購入時に記載															
	出庫	数量（kg）	使用時に記載															
	在庫	数量（kg）	入庫 － 出庫で算出															
		単価（円/kg）	伝票で確認															
		金額（円）	在庫の数量 × 単価															

食材料名	下限在庫量		kg	先月繰越	月													翌月繰越
					日													
	入庫	数量（kg）	購入時に記載															
	出庫	数量（kg）	使用時に記載															
	在庫	数量（kg）	入庫 － 出庫で算出															
		単価（円/kg）	伝票で確認															
		金額（円）	在庫の数量 × 単価															

食材料名	下限在庫量		kg	先月繰越	月													翌月繰越
					日													
	入庫	数量（kg）	購入時に記載															
	出庫	数量（kg）	使用時に記載															
	在庫	数量（kg）	入庫 － 出庫で算出															
		単価（円/kg）	伝票で確認															
		金額（円）	在庫の数量 × 単価															

食材料名	下限在庫量		kg	先月繰越	月													翌月繰越
					日													
	入庫	数量（kg）	購入時に記載															
	出庫	数量（kg）	使用時に記載															
	在庫	数量（kg）	入庫 － 出庫で算出															
		単価（円/kg）	伝票で確認															
		金額（円）	在庫の数量 × 単価															

食材料名	下限在庫量		kg	先月繰越	月													翌月繰越
					日													
	入庫	数量（kg）	購入時に記載															
	出庫	数量（kg）	使用時に記載															
	在庫	数量（kg）	入庫 － 出庫で算出															
		単価（円/kg）	伝票で確認															
		金額（円）	在庫の数量 × 単価															

食材料名	下限在庫量		kg	先月繰越	月													翌月繰越
					日													
	入庫	数量（kg）	購入時に記載															
	出庫	数量（kg）	使用時に記載															
	在庫	数量（kg）	入庫 － 出庫で算出															
		単価（円/kg）	伝票で確認															
		金額（円）	在庫の数量 × 単価															

☆ 評価３☆ サブシステムの評価（栄養価・食材料費など）

サブシステムの評価について一覧に示したものである。給食提供後，給与栄養目標量や予定献立表・実施献立表より値を転記し，差を求める。その結果，給食の生産に関するサブシステムにおいて考察する。第３章 p.49 表 3-18 を参照にするとよい。

★ 評価３★ サブシステムの評価（栄養価・食材料費など）

① 栄養・食事管理評価（演習１，計画２，評価１）

給与栄養目標量は，給食を提供する対象集団の特性をとらえ，食事摂取基準を活用して決定される。加えて，利用者の嗜好や種々の条件を加味したうえで献立作成基準を設定する。その献立作成基準に従って予定献立を作成する。

実施献立表は，あらかじめ作成した予定献立表に従って調理する中で，食材料や使用量に変更が生じた際の変更内容を記録・修正したものである。予定献立表と実施献立表との栄養量の比較は，栄養・食事管理の評価に加え，食材料管理や生産管理の評価としても活用することができる。また次回の献立作成のための検討材料としても使用できる。

② 品質管理評価（計画５・６，実施３・６・７，アンケート調査）

給食の品質を保証するためには，調理作業指示書と作業工程のマニュアルを作成して，標準化することが大切である。特に調味については，食材料に対する調味料％（塩分・糖分・吸油など）を標準化し，常に一定以上の品質の給食を提供できるようにする。そのほか，食材料の切り方や加熱・保管温度，盛付け量などについて，できるだけ標準化することが望ましい。食材料の使用量が変更になった場合には調味％も変わるため，そのつど修正を加えて，マニュアルを更新する。その繰り返しにより，それぞれの施設の特性に準じたマニュアルを作成することができる。また，利用者側からの客観的な品質評価のひとつとして，満足度アンケート調査がある。実際の給食に対する評価ができるだけではなく，利用者のニーズを把握することもできる。これらの評価を踏まえ，次回の献立を改善・反映することにより，サービスの向上にもつながる。

学内実習後には，作業工程表の内容が実際と異なった部分を赤で修正し，改善策を考察する。

③ 原価管理評価（計画１，評価２）

予定食材料費に対して，実施献立は予算内での給食提供であったか，確認する。予算を超過している原因を究明し，食材料の購入，購入先，購入する際の規格など，ムダを省くための対策を検討する。

④ 衛生管理評価（実施１，２，４，５，８，９）

給食運営に関する衛生管理の評価項目の遵守できていない項目については，その理由を明確にし，食中毒などの事故を未然に防ぐ。

製造環境と給食従事者の衛生管理で問題がなかったか確認し，改善策を考察する。

評価3 【記入例】サブシステムの評価

担当教員

○○年　△　月　□　日（　×　）　　○クラス：　　　○班：　　　担当者：□□　△△

給与栄養目標量の設定値（演習①），予定献立表の栄養価計算値，実施献立表の栄養価計算値をそれぞれの項目に記入すること。

評価	栄養素	給与栄養目標量	予定献立	実施献立	予定献立と実施献立の差
①栄養管理	エネルギー　(kcal)	700	610	610	0
	たんぱく質　(g)	23.0 ～ 35.0	20.2	20.2	0
	脂質　(g)	16.0 ～ 23.0	12.8	12.8	0
	炭水化物　(g)	88 ～ 114	95.1	95.1	0
	食物繊維総量　(g)	6.3 以上	9.7	9.8	0
	カルシウム　(mg)	228	63	63	0
	鉄　(mg)	3.7	1.6	1.6	0
	ビタミンA　(μg)	228	447	447	0
	ビタミン B_1　(mg)	0.39	0.21	0.21	0
	ビタミン B_2　(mg)	0.42	0.26	0.26	0
	ビタミンC　(mg)	35	55	55	0
	食塩相当量　(g)	2.5 未満	1.8	1.8	0
②品質管理	調味%	塩分%の比較	主菜 副菜 汁物・副菜 デザート	（予定献立） 0.9％塩分 0.8％塩分	（実施献立） 0.9％塩分 0.8％塩分
	調味%	糖分%の比較	主菜 副菜 汁物・副菜 デザート	（予定献立） 4％糖分	（実施献立） 4％糖分
③原価管理	食材料費	1人分の予定食材料費と実施食材料費の比較	主食 主菜 副菜 汁物・副菜 デザート 総計	（予定食材料費） 34.2 円 82.3 円 36.1 円 52.7 円 77.7 円 283.0 円	（実施食材料費） 33.6 円 74.4 円 40.1 円 52.7 円 93.3 円 294.2 円

①（栄養・食事管理評価）食事摂取基準と予定・実施献立表，食材料のバランスなどについての考察

問題点として，エネルギー，たんぱく質，脂質，カルシウム，鉄などが食事摂取基準値より低い値であった。
また食材料バランスでは，野菜類のうち緑黄色野菜は摂取できているが，淡色野菜の摂取がない。中でも，かぼちゃの煮物のかぼちゃが100 gと量が多く感じ，食材料を1種類しか使っていないことが原因である。よって，淡色野菜を入れた副菜を検討する必要がある。食材料を，かぼちゃ，だいこん，ごぼう，れんこん，しいたけ，の野菜の煮物にすることで解決できると考えた。

①（栄養・食事評価）予定献立表と実施献立表の考察

予定献立表と実施献立表の差がほぼみられなかった。予定献立表通りに実施しても味などに問題がなかったため，修正などはしなくてよいと考えた。

②（品質管理評価）生産管理と品質管理の考察

調味％については，予定献立表の設定値と実施献立表の計算値で差はなかった。

③（原価管理評価）予定食材料費と実施食材料費の考察

実施食材料費が予定食材料費より11.2円超えた金額であった。生鮮食品の値上げにより，食材料費が予定食材料費より高くなった。対策としては，予定食材料費を算出するための原価表の価格を修正し最新版に変更する必要があると考えられた。

④（衛生管理評価）衛生管理の考察

加熱温度，冷却温度は問題なかった。しかし，衛生管理においては，爪が切れていない学生がいた。今後の対策としては，事前の衛生管理の徹底が必要であると考えられた。

書き方：問題点として○○であった。理由としては，△△であり，改善方法としては，××があり実践するとよいと考えた。

評価３　サブシステムの評価

年　　月　　日（　　）　　クラス：　　班：　　担当者：

担当教員

給与栄養目標量の設定値（演習①），予定献立表の栄養価計算値，実施献立表の栄養価計算値をそれぞれの項目に記入すること。

評価	栄養素	給与栄養目標量	予定献立	実施献立	予定献立と 実施献立の差
栄養管理	エネルギー　(kcal)				
	たんぱく質　(g)				
	脂質　(g)				
	炭水化物　(g)				
	食物繊維総量　(g)				
	カルシウム　(mg)				
	鉄　(mg)				
	ビタミンA　(μg)				
	ビタミン B_1　(mg)				
	ビタミン B_2　(mg)				
	ビタミンC　(mg)				
	食塩相当量　(g)				
品質管理	調味%	塩分%の比較	主菜 副菜 汁物・副菜 デザート	（予定献立）	（実施献立）
	調味%	糖分%の比較	主菜 副菜 汁物・副菜 デザート	（予定献立）	（実施献立）
原価管理	食材料費	１人分の 予定食材料費と 実施食材料費の比較	主食 主菜 副菜 汁物・副菜 デザート 総計	（予定食材料費）	（実施食材料費）

（栄養・食事管理評価）食事摂取基準と予定・実施献立表，食材料のバランスなどについての考察

（栄養・食事評価）予定献立表と実施献立表の考察

（品質管理評価）生産管理と品質管理の考察

（原価管理評価）予定食材料費と実施食材料費の考察

（衛生管理評価）衛生管理の考察

書き方：問題点として○○であった。理由としては，△△であり，改善方法としては，××があり実践するとよいと考えた。

☆評価４☆給食日誌

当日（給食提供日）の給食従事者の１日の業務内容を記録するものであり，正確かつ簡潔な記録を心がける。当日の申し送り事項や突発的に生じた事案など，具体的に記載することにより，次回の給食提供に反映することができる。

★評価４★給食日誌の作成

●給食日誌の内容例●

朝　礼	当日の給食従事者の出勤状況に変更がないか，献立の変更点や調理手順の確認など，できるだけ簡潔に打合せを行う。給食従事者間で情報共有することにより，ミスを防ぐことができる。また，給食従事者の衛生・健康状態の確認として，身だしなみ，自身の体調や手指の傷の有無などについて，点検を行う。
終　礼	給食提供後，清掃および翌日の準備などがある程度終わった時点で実施する。利用者の反応やそれぞれの作業担当者からの反省・検討事項を報告する。また，インシデント（ヒヤリハット）・アクシデントの発生がなかったかを確認する。
食　数	予定食数（検食・提供）と当日の提供食数を明記し，異なる場合はその要因を明記する。残食が多い場合はその理由を明らかにし，食材料費の抑制に向けた対策を検討する。
食材料費	予定献立は価格表を用いて食材料費を算出する。一方，当日の食材料費は納品伝票の単価を用いて算出する。予定献立との誤差が出るため，ABC 分析などを行い，食材料費を占める原因を究明して，食材料の量や種類の変更の検討材料とする。
給与栄養量	実施献立表より転記する。栄養基準と比較し，どの程度の差が生じたのか，その原因は何であったのか，今後の献立検討のための記録とする。
特記事項	食材料の納品・検収時の，異常やその対応などがあれば記録する。

＊帳票は各施設で異なるため省略

資料
特定給食施設の概要

特定給食施設は給食施設の種類にかかわらず，すべての施設に「健康増進法」が関与している。

※なお，各施設の献立例を建帛社ホームページ「給食経営管理論実習・演習」関連資料“資料”または右記QRコードより閲覧できます。

1．児童福祉施設（保育所・認定こども園）

(1) 概　要

子どもの心身の健全な発育や健康の保持・増進のため，子どもの発育・発達状況，栄養状態，生活状況などについて把握し，必要な栄養量を確保できる食事を提供する。摂食機能や食行動の発達を促し，食事の楽しさや大切さを教え，正しい食事のあり方や好ましい人間関係の育成などの教育的役割も大きい。

(2) 関係法規

児童福祉法「児童福祉施設の設備及び運営に関する基準」

(3) 対　象

0歳から5歳の就学前の子ども

(4) 特　徴

昨今は，配慮を必要とする乳児や幼児に対する食事の提供，食物アレルギー対応，延長保育に伴う夕食の提供など，保育所や認定こども園での給食経営管理業務は増加している。特に，保育所や認定こども園に対し，「特定教育・保育等に要する費用の額の算定に関する基準」（平成27年内閣府告示第49号）により，食事の提供にあたり栄養士による献立や食物アレルギー，アトピーなどへの助言，食育などに関する継続的な指導を受ける施設に栄養管理加算が算定されることになり，栄養士の活躍が期待される。

(5) 献　立

保育所給食の献立では，1か月に2回，同じ献立を提供する場合も少なくない。このようにすることで，1回目は食べられなかった食材が2回目には食べられるようになったり，お休みで食べられなかった献立が食べられたりするなど，食に慣れ親しむことが期待できる。

また，保育所では食物アレルギー対応として，原因となる食材料を極力使用しない献立にすることで，アレルギーに関係なく同じ献立の給食を食べることができるアレルギーフリー献立の取り組みがみられる。

2. 学校給食

(1) 概　　要

学校給食は，学校教育活動の一環として実施される。学校給食に携わる者は，その目標と役割をよく認識し，学校給食の一層の充実に努める必要がある。健康教育の一環として，児童が望ましい食事のあり方を理解し，食事を通して心のふれあいを深め，好ましい人間関係の育成と心身の健全な発育をはかる。

(2) 関係法規

- 学校給食法
- 食育基本法
- 特別支援学校の幼稚部および高等部における学校給食に関する法律
- 夜間課程を置く高等学校における学校給食に関する法律

(3) 対　　象

- 義務教育諸学校（小学校，中学校，中等教育学校前期課程または特別支援学校の小学部もしくは中等部）
- 特別支援学校の幼稚部・高等部
- 夜間定時制高等学校

(4) 特　　徴

学校給食は，「生きた教材」として重要視されている一方で，食品ロスにつながる食べ残しや調理残渣が課題としてある。野菜を花形などに型取り，野菜嫌いの子どもでも食べやすくすることでの食べ残しの削減や，食材料の切り方を変えて廃棄部分を減らすことによる調理残渣の削減などの工夫が必要である。また，学校給食は児童生徒が給食を食べる際に想定されるリスク要因（食中毒，異物混入，食物アレルギー，窒息など）を考慮し安全性の確保が求められる。

(5) 献　　立

学校給食の栄養管理は，「学校給食摂取基準」に基づき行われている。教科書などで学習する内容や時期を把握し，食に関する指導の全体計画と関連づけた献立作成をすることが重要である。また，学校給食において，食物アレルギー対応を行う場合は献立表にて除去対応を記述し，調理作業を行うことが必要である。

3. 高齢者福祉施設

(1) 概　要

施設利用者の必要な栄養素を考慮してバランスの整った食事の提供，健康の維持・増進をはかり生活の質（quality of life；QOL）の向上を目的とする。利用者の咀嚼・嚥下障害など日常生活動作（activities of daily living；ADL）の低下に配慮した食事の提供が必要である。利用者の嗜好や食事に対する要望を考慮しつつ栄養のバランスがとれた食事を楽しめるような献立が望まれる。

(2) 関係法規

- 老人福祉法
- 介護保険法

(3) 対　象

- 65 歳以上の方
- 特定疾病をもっている 40 歳以上の方

(4) 経　営

給食業務の一部あるいはすべてを給食会社に委託する高齢者・介護福祉施設は少なくない。このような施設においては，施設側と受託会社側のそれぞれの管理栄養士・栄養士が連携・協力して業務を遂行することが大切である。

高齢者施設においては，利用者の生活の楽しみとなる食事提供が求められる。食事は利用者の QOL に大きな役割をもつ。給食経営の課題として，食事の質，コスト，人件費などのバランスを戦略的に考える必要がある。戦略には，カット野菜の使用や調理済み食品の利用などがある。また作業工程においては，「ムリ・ムダ・ムラ」をなくすための見直しとその標準化も重要である。例えば，調味料の計量作業は，透明の計量容器を利用して，容器の外側に頻繁に使用する量の目盛りをつけることで作業の短縮化を行うなど，小さな工夫からはじめることも大切である。

(5) 献　立

高齢者施設における食事は，咀嚼・嚥下機能に対応した介護食が提供される。介護食のレベルは，嚥下調整食分類（日本摂食・嚥下リハビリテーション学会），ユニバーサルデザインフード（日本介護食品協議会），スマイルケア食（農林水産省）による分類がある。咀嚼機能が低下している場合は「きざみ食」や「ソフト食」，嚥下・咀嚼機能が低下しているもしくは困難な場合は，「ゼリー食」や「ミキサー食」などがある。介護食は，本来の食品の食感が損なわれることが多いため，味付けや見た目の工夫が重要である。

4. 病　　院

(1) 概　　要

病院給食は，医療の一環として位置付けられ，提供されている。医師の指示により，管理栄養士は患者の性，年齢，体格，身体活動レベル，栄養状態，病状や病期などにあわせて個別に栄養管理計画を立てる。また，食事においては，アレルギーや嗜好なども考慮する。さらに，献立作成は，常食を基本にかゆ食や患者の疾患に応じた栄養素コントロール食への展開する（展開食）スキルが求められる。

(2) 関係法規

医療法

(3) 対　　象

入院患者

(4) 献　　立

病院給食では，患者に適した食事になるように献立を展開する。展開食においては，栄養価，調理作業時間，食材料費を考慮するとともに，外見上もできる限り常食に近づけることが求められる。

(5) 献立を展開する際のポイント

献立の展開は，常食の献立を基本とし，調理法，食材料，重量を変更することで，各疾患および各エネルギーコントロール食の栄養基準を満たすように立てる。なお，常食とかけ離れた献立にならないように，できる限り常食の内容を利用し展開することが求められる。例として，常食献立の主食がごはん・主菜が和風なのに，エネルギーコントロール食の献立で，主食がパン・主菜が洋食にするなどである。

また，使用食材料や調味料においては，減塩しょうゆや減塩ドレッシング（塩分コントロール食），ノンオイルドレッシングや低脂肪牛乳・ヨーグルト（脂質コントロール食）などを疾患にあわせ利用すると献立が立てやすい。たんぱく質コントロールの場合は，低たんぱくごはん，低たんぱくうどんや，エネルギー確保のために粉あめ，中鎖脂肪酸パウダーなどの特殊食品を利用することも考慮する。

5. 事 業 所

(1) 概　　要

事業所における給食は，企業の福利厚生の一環としての実施と，利用者の健康の維持・増進を目的としている。また，適正な栄養素量を供給することで利用者の労働意欲・作業能力を高め，生産性の向上にもつながる。さらには，生活習慣病予防の観点からも重要な役割を果たしている。

利用者の負担は，会社の福利厚生条件により異なる。また，提供回数の多くは昼食のみだが，3交代勤務がある企業などは1日3～4食提供していることもあり，様々である。近年は，健康管理の一環としての食堂整備や食事に力を入れている企業が増えつつある。

(2) 関連法規

- 労働安全衛生法
- 労働基準法

(3) 対　　象

- 社員寮や研修所を利用する社員
- 会社や工場などの従業員

(4) 特　　徴

ほかの給食施設と比べ，利用者による食事の質・量・価格に対しての評価が厳しく，外食業者や弁当業者などといった給食施設以外が競争相手となることが多い。そのため，市場の動向，人気メニュー，外食の価格などを常に注視し，新メニューの開発・導入，期間限定メニュー，イベントメニュー，魅力的な食堂環境やサービスが求められている。

(5) 献　　立

事業所給食は，利用者の健康の維持増進を目的として，適正な栄養素量を供給する献立を考えなくてはならない。例えば，どこでも誰でも栄養バランスの整った食事が選べる社会を目指して「健康な食事・食環境」の認証制度がある。これは，健康づくりに役立つ栄養バランスのとれた食事（スマートミール）を，継続的に，健康的な空間（栄養情報の提供や受動喫煙防止などに取り組んでいる環境）で提供している，店舗や事業所が申請・審査を経て認証される。スマートミールは，「生活習慣病予防その他の健康増進を目的として提供する食事の目安」（厚生労働省，平成27年9月）を基本に基準を設定している。

スマートミール（1 食当たりの基準）		ちゃんと	しっかり
		450 ～ 650 kcal 未満	650 ～ 850 kcal※
		☆栄養バランスを考えて「ちゃんと」食べたい一般女性の方向け	☆栄養バランスを考えて「しっかり」食べたい男性や女性の方向け
主食	飯，パン，めん類	飯：150 ～ 180 g（目安）	飯：170 ～ 220 g（目安）
主菜	魚，肉，卵，大豆製品	60 ～ 120 g（目安）	90 ～ 150 g（目安）
副菜	野菜，きのこ，海藻，いも	140 g 以上	140 g 以上
	食塩相当量	3.0 g 未満	3.5 g 未満

※食品成分表八訂の場合 620 ～ 850 kcal
（出典：「健康な食事・食環境」認証制度：健康な食事・食環境コンソーシアムホームページより，著者レイアウト一部変更）

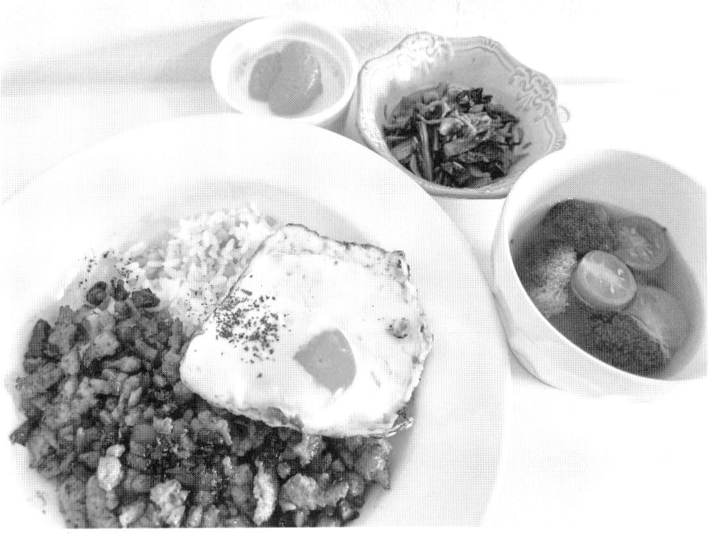

スマートミール「ちゃんと」基準を満たした献立（例）

〔編 著 者〕 **（執筆担当）**

大《おお》原《はら》栄《えい》二《じ》	大手前大学健康栄養学部 教授	第２章，第３章５，第４章 計画５，第５章 実施１～９
近《おう》江《み》雅《まさ》代《よ》	中村学園大学栄養科学部 教授	第１章，第５章 評価１～４

〔著　　者〕 五十音順

石《いし》川《かわ》英《えい》子《こ》	羽衣国際大学人間生活学部 教授	第３章６・７
上《うえ》地《じ》加《か》容《よ》子《こ》	大阪夕陽丘学園短期大学食物栄養学科 教授	第３章８・９
上《うえ》西《にし》　梢《こずえ》	畿央大学健康科学部 助教	第３章１
風《かざ》見《み》公《きみ》子《こ》	東京聖栄大学健康栄養学部 教授	第３章４
関《せき》口《ぐち》祐《ゆう》介《すけ》	常磐大学人間科学部 准教授	第４章 計画１～４・６
成《なる》瀬《せ》祐《ゆう》子《こ》	松本大学人間健康学部 准教授	第３章３
堀《ほり》内《うち》容《よう》子《こ》	愛知学院大学健康科学部 准教授	資料
南《みなみ》　亜《あ》紀《き》	修文大学健康栄養学部 准教授	第３章２

新調理システム対応
給食経営管理論実習・演習

2025年（令和７年）４月15日　初 版 発 行

編 著 者　大 原 栄 二
　　　　　近 江 雅 代
発 行 者　筑 紫 和 男
発 行 所　株式会社 建 帛 社
KENPAKUSHA

〒112-0011 東京都文京区千石４丁目２番15号
TEL（０３）３９４４－２６１１
FAX（０３）３９４６－４３７７
https://www.kenpakusha.co.jp/

ISBN 978-4-7679-0770-3　C3047
壮光舎印刷／常川製本

（定価はカバーに表示してあります。）